文成天縱

『十三五』國家重點圖書出版規劃項目

國家圖書館藏中醫稿抄本精粹

GUOJIA TUSHUGUAN CANG ZHONGYI GAO-CHAOBEN JINGCUI

張志斌　鄭金生　主編

5

廣西師范大学出版社
GUANGXI NORMAL UNIVERSITY PRESS
·桂林·

第五册目録

本草品彙精要（二）……一
卷四〔一〕……五
鹿茸……九
麋脂……一九
白膠……二四
羖羊角……三一
羊乳……四二
牡狗陰莖……四五
羚羊角……五二
犀角……五八
虎骨……六六
兔頭骨……七五
筆頭灰……八二
狸骨……八四
麞骨……八八
豹肉……九二
獅子屎……九六

〔一〕此字剜補，原文當爲『二十四』。

犢子臍屎……九九
靈貓……一〇〇
震肉……一〇一
狒狒……一〇一
卷五〔二〕……一〇七
白鶴……一一一
孔雀屎……一一三
鴟頭……一一八
鸂鶒……一二〇
斑鷦……一二三
烏鴉……一二六
練鵲……一二九
鴝鵒〔三〕……一三一
雄鵲……一三四
鸕鷀屎……一三八
鸛骨……一四一
白鴿……一四四
百勞……一四九
鶉……一五二

〔二〕此字乃將『二』字添筆作『五』。此卷當爲原本『卷二十八』。
〔三〕此藥及以下『雄鵲』『啄木鳥』『鶻嘲』四藥之圖被撕去。

啄木鳥……一五五
慈鴉……一五八
鶻嘲……一六一
鵜鶘……一六四
鴛鴦……一六八
天鵝……一七一
鴇……一七四
嶋䳓……一七七
水札……一七九
布穀脚腦骨……一八一
蚊母鳥……一八二
杜鵑……一八三
鴞目……一八四
鈎鵅……一八五
姑獲……一八七
鬼車……一八八
諸鳥有毒……一八九
卷六〔一〕……一九三
石蜜……一九七
蜂子……二〇四

〔一〕此字剜補，旁有小字『二十六』，亦誤，弘治原本作『二十九』。

蜜蠟……二〇九
牡蠣……二一六
龜甲……二二三
秦龜……二二七
真珠……二三三
瑇瑁……二三八
桑螵蛸……二四二
石決明……二四七
海蛤……二五一
文蛤……二五五
魁蛤〔二〕……二五八
時魚……二六二
黄賴魚……二六二
比目魚……二六二
鱭魚……二六二
鯸鮧魚……二六二
鱸魚……二六三
鯮魚……二六三
黄魚……二六三
魴魚……二六四

〔二〕此後脱蠡魚、鮧魚、鯽魚、鱔魚、鮑魚、鯉魚六藥圖文。

鰣魚……二六四
鯸鮧魚……二六五
文鰩魚……二六六
牛魚……二六七
海豚魚……二六七
杜父魚……二六八
海鷂魚……二六九
鮠魚……二六九
鮹魚……二七〇
鱣魚……二七〇
石鮅魚……二七一
魚鮓……二七一
魚脂……二七二
鱠……二七二
昌侯魚……二七三
鯇魚……二七四
䲅魚……二七四
魚虎……二七五
鮏魚……二七六
鯢魚……二七七
諸魚有毒……二七七
水龜……二七八
瘧龜……二七八
卷七〔一〕……二八三
蝟皮……二八九
露蜂房……二九四
鱉甲……三〇〇
蟹……三〇七
蚱蟬……三一四
蟬花……三一九
蠐螬……三二二
烏賊魚骨……三二九
白殭蠶……三三四
原蠶蛾……三三九
蠶退……三四三
緣桑螺……三四六
卷十三（一）〔二〕……三五一
鰻鱺魚……三五一
鮀魚甲……三五六
樗鷄……三六一
蛞蝓……三六五

〔一〕此字剜補，當爲『三十』。
〔二〕此見於原書第九冊之末，亦即本書第六冊頁五八。『十三』之旁有小字『三十』，提示此冊實爲原本卷三十後半篇。

蝸牛……三六八
石龍子……三七二
木蝱……三七六
蜚蝱……三七九
蜚蠊……三八三

本草品彙精要（二）

本草品彙精要卷之四

獸部中品

七種神農本經朱字

六種名醫別錄黑字

一種唐本先附注云唐附

一種今補

四種陳藏器餘

已上總一十九種

内四種今增圖

鹿茸骨角髓腎肉附　麋脂角肉骨茸附自下品今移并增圖　白膠角霜附自上品今移并增圖

羖羊角髓膽肺心腎齒肉骨屎附　羊乳自上品今移

牡狗陰莖膽心腦齒骨蹄血皮附今增圖　羚羊角

犀角　虎骨膏爪肉附　兎頭骨腦肝肉附

筆頭灰唐附今增圖　貍骨肉陰莖猫附　麞骨肉髓附

豹肉貊附　獅子屎毛附今補

四種陳藏器餘

犢子臍屎　靈猫　震肉

鼺鼺

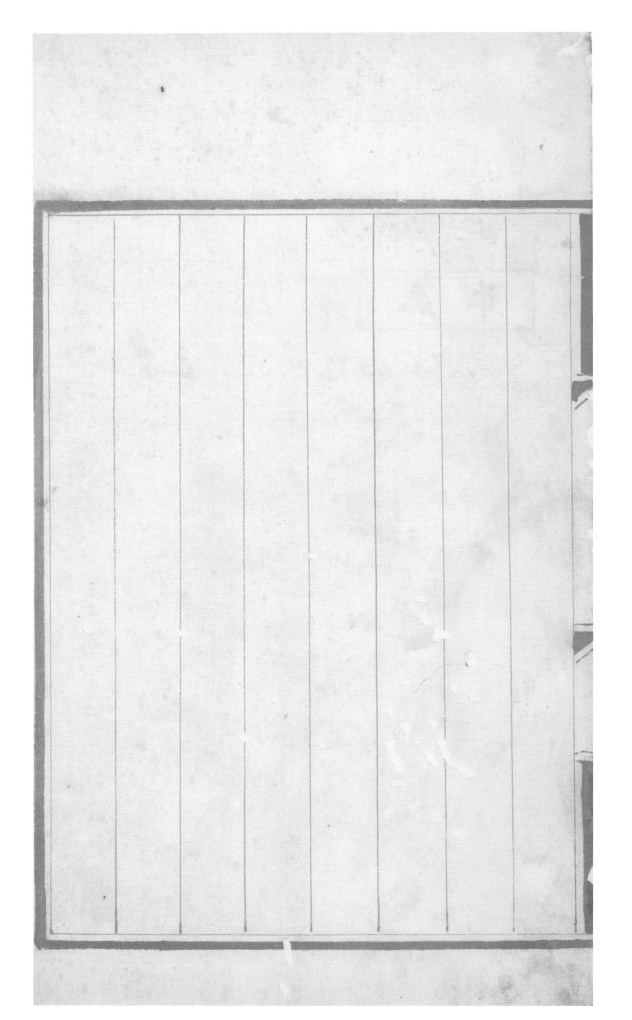

本草品彙精要卷之四

獸部中品

毛蟲

麋茸 附角骨髓肉腎俱無毒

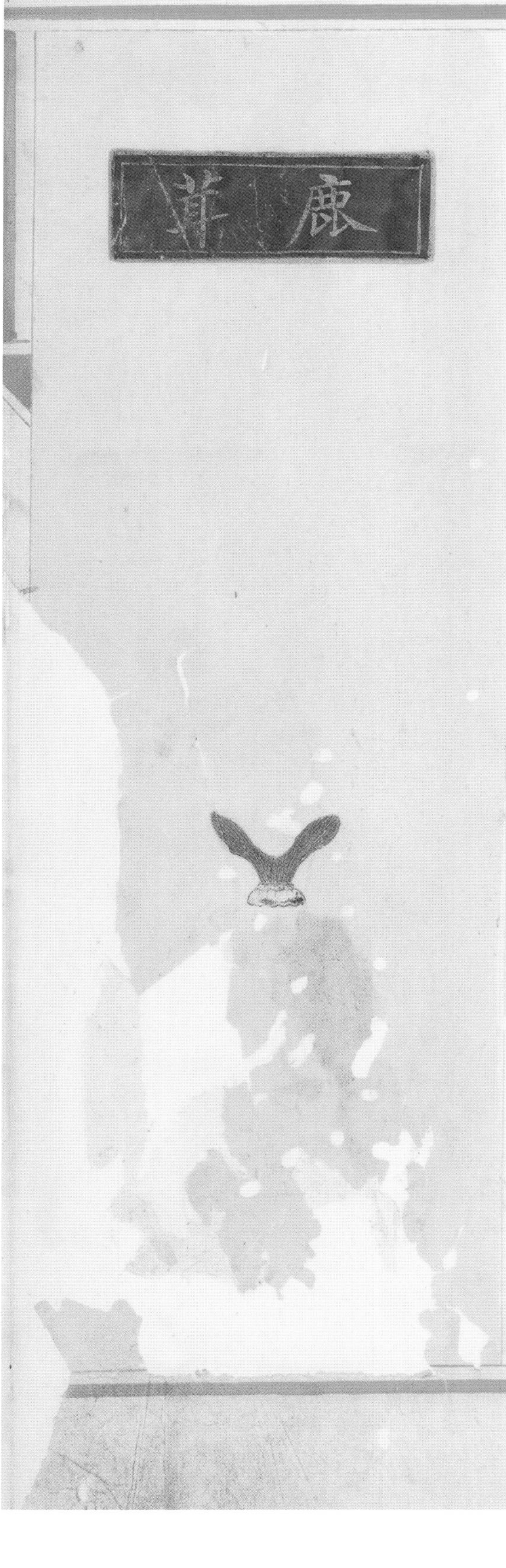

鹿茸出神農本經主漏下惡血寒熱驚癇益氣強志生齒不老○角主惡瘡癰腫逐邪惡

郢州鹿

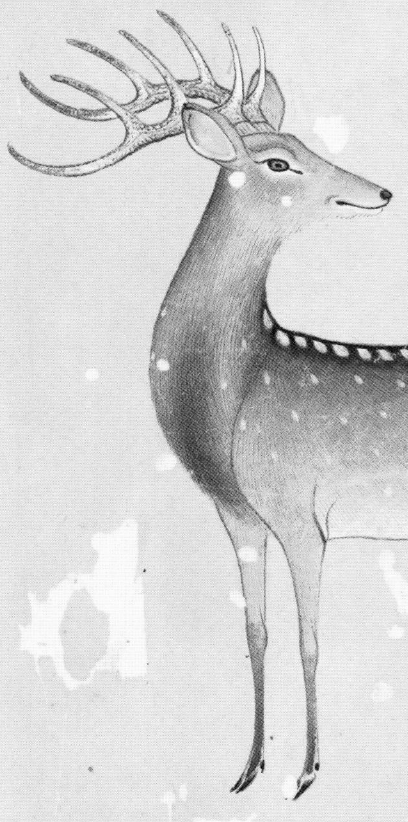

氣留血在陰中以上朱字神農本經鹿茸療虛勞洒
洒如瘧羸瘦四肢酸疼腰脊痛小便利泄
精溺血破留血在腹散石淋癰腫骨中熱
疽癢○骨味甘微熱無毒主安胎下氣殺
鬼精物不可近陰令痿久服耐老○角味
鹹微溫無毒主除小腹血急痛腰脊痛折
傷惡血益氣○髓味甘溫主丈夫女子傷
中絕脉筋急痛欬逆以酒和服之良○腎

平主補腎氣○肉温補中強五臟益氣力
生者療口僻割薄之 以上黑字名醫所錄

地 圖經曰舊不載所出州土今有山林
處皆有之於四月角欲生時取之以
其形如小紫茄者為上或以茄茸太
嫩血氣猶未全具不若以分岐如馬
鞍者為有力月令云夏至一陰生鹿
角解冬至一陽生麋角解麋即鹿之
大者也各隨時解落然麋茸利補陽
鹿茸利補陰今人類用之殆踈矣麋
鹿角自生至堅完無兩月之久大者
二十餘斤其堅如石凡骨之類成長
無速於此雖草木至易生亦無
能及之豈可與凡骨為比也

時 生 夏至後生
採 初生時取茸七月取角
收 陰乾及火乾者大好
色 紫
味 甘酸
性 温收
氣 氣厚於味陽也
臭 膻
主 助陽氣壯筋骨

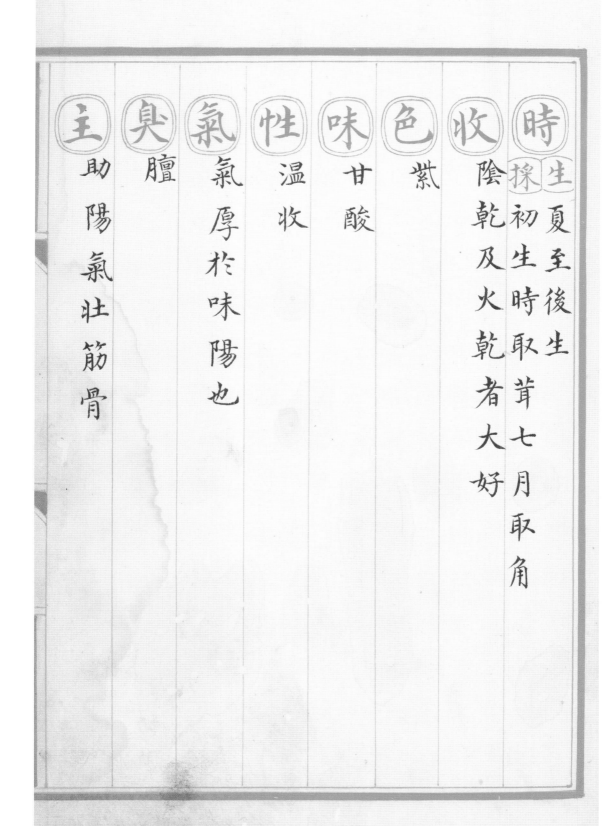

【助】骨麻勃為之使鹿角杜仲為之使

【製】衍義曰凡使先以薄酥塗匀於烈焰中急灼之若不先以酥塗恐火傷茸俟毛淨微炙入藥用

【治療】唐本注云頭止消渴煎之可作膠服之彌善○筋主勞損續絶○髓脂主癰腫死肌温中四肢不隨○頭通輳理○角主猫鬼中惡心腹疰痛○血主狂犬傷鼻衂折傷○齒治留血滯氣及鼠瘻心腹痛日華子云鹿茸破瘀血殺鬼精安胎下氣○角以火炙熱慰小兒重舌鵞口瘡○生肉治偏風左患右貼右患左貼○頭肉治煩懑多夢孟

【詵云】頭肉止消渴治夜夢見鬼○蹄肉治脚膝疼痛【別錄云】溺利五臟調血脉○筋療骨髓以麋筋漬之索緊令大如彈丸持筋端吞之候至髓處徐徐引之髓着筋出之○角燒灰以水塗治竹木刺入肉皮中不過一夕而出

【補】【日華子云】茸補虛羸○腎益中氣安五臟壯陽氣○肉益氣力助五臟

【合治】茸酥炙爲末空心合酒服方寸匕補男子腰腎虛冷脚膝無力夜夢鬼交精溢自出女人崩中漏血赤白帶下並治之○角錯爲屑合白蜜五升淹之微火熬令小變暴乾擣篩細末三指一撮合酒服令人輕身益氣強

骨髓補絕傷及婦人夜夢鬼交○角燒灰合酒調服方寸匕日三夜一治女子胞中餘血不盡欲死者立效○角燒灰為末合小豆汁和塗重舌下日三度瘥○麋髓合地黃汁煎作膏填骨髓壯筋骨止嘔吐○合蜜煮服壯陽氣令人有子○生肉合生椒同擣傅治中風口偏不正如口正速除之○血和酒服之治肺痿吐血及崩中帶下○血和酒服之充氣血止饑渴○腎一對去脂膜切浸汁中入粳米二合和煮粥入五味之法調和空腹食之治腎氣虛損耳聾○角一具酥炙令燋擣篩細末合酒服方寸匕治腎消小便數○角燒末合苦酒調塗治蠼螋尿瘡○生角剉擣細末

合人乳調一字服治小兒瘖疾先發時服之○調角為細末合酒調三指撮治男女善夢鬼交及恍惚者○角燒為末和豬脂傳丹毒惡瘡○角為細末二三方寸匕合葱豉湯服之治胎死腹中立出○蹄四隻煑洗如法熟煑取肉汁中着五味煑熟空腹服之治諸風脚膝疼痛不可踐地○角屑二大兩熬令微黃搗末合酒一盞調服方寸匕治腎臟虛冷腰脊痛如錐刺○角末和豬脂膏塗之治人面目卒得赤黑丹似疥狀如不急治遍身即死○角一枚長五寸合酒二升燒角赤內酒中浸一宿飲之治卒腰痛○茸不限多少塗酥炙紫色為末合酒調下一錢匕治腰膝疼痛○

角灰和酢塗之汁馬鞍瘡○角燒末
合豉汁方寸匕日三服漸加至三錢
匕療煩悶腹痛畜血不盡○角屑熬
令黃赤研酒服方寸匕日五六服治
腰痛○角五寸燒赤內酒一大升中
浸之冷又燒赤又浸如此數過細研
空心合酒調服方寸
匕治妊娠卒腰痛
不可齅其氣能傷人鼻○五月勿食
麃肉能傷人
麃肉能解諸藥毒

禁

解

贗

麻茸為僞

毛蟲

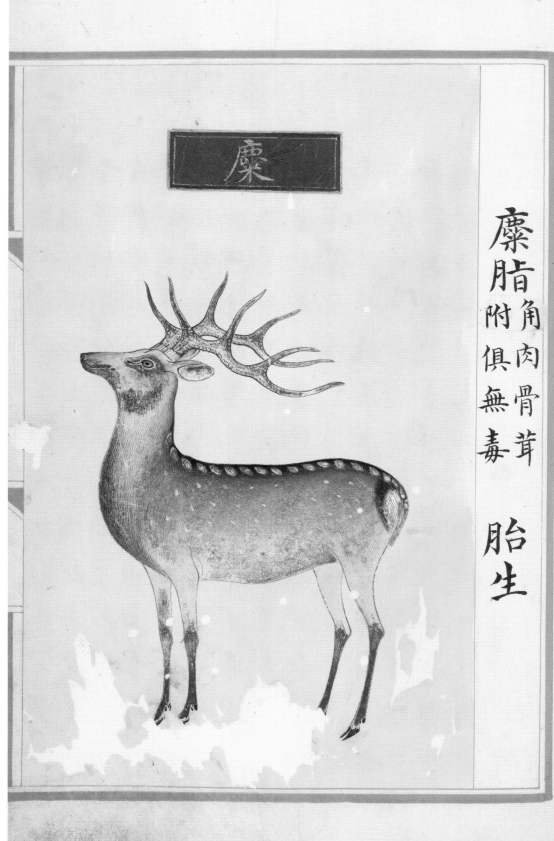

麋

麋脂角肉骨茸附俱無毒　胎生

麋脂 出神農本經 主癰腫惡瘡死肌寒風濕痺四肢拘緩不收風頭腫氣通腠理 以上字神農

本經 柔皮膚不可近陰令痿○角主痺止血益氣力 以上黑字名醫所錄

名 官脂 遁脂

地 陶隱居云生南山山谷及淮海邊今海陵間最多千百為群多牝少牡人言一牡輒交十餘牝交畢即死其脂墮土中經年人得之方好名曰遁脂麋性乃爾淫快不應痿人陰一方言不可近陰令陰不痿此乃有理 唐本

注云麋茸服之功力勝鹿茸煑為膠亦勝白膠言遊牝畢即死者此亦虛傳遍問山澤人不聞遊牝因致死者別錄云按禮記月令仲夏鹿角解仲冬麋角解日華子謂麋角夏至解誤矣疏曰據熊氏云鹿是山獸夏至得陰而解角麋是澤獸故冬至得陽氣而解角今以麋為陰獸情淫而遊澤冬至陰方退故解角從陰退之象鹿是陽獸情淫而遊山夏至得陰而解角從陽退之象也

用 脂肉骨茸

味 辛

性 温散

氣 氣厚於味陽也

臭 羶

主 補虛損益陽道

反 畏大黃

治 療日華子云治風氣孟洗云茸作粉服治丈夫冷氣及風筋骨疼痛別錄云脂治年少氣盛面生皰瘡塗之即瘥補日華子云角添精補髓益氣血暖腰膝悅色壯陽及治腰膝不仁補

一切血病孟詵云肉益五
臟不足氣○骨補虛勞

合治

骨煑汁釀酒飲之令人肥白美顏色
○角截五寸破炙令黃香為末合酒
空腹調服三錢匕補虛勞填骨髓及
卒心痛○茸作粉合漿水調塗面令
不皺光華可愛○茸五兩去毛塗酥
炙微黃為末合清酒二升於銀鍋中
慢火熬成膏磁器盛每服半匙溫水
調下空心或食前服之治老人骨髓
虛竭甚驗

禁

肉多食令人弱房及發脚氣

忌

肉不與雉肉同食及與鰕生菜梅李
果實同食皆病人

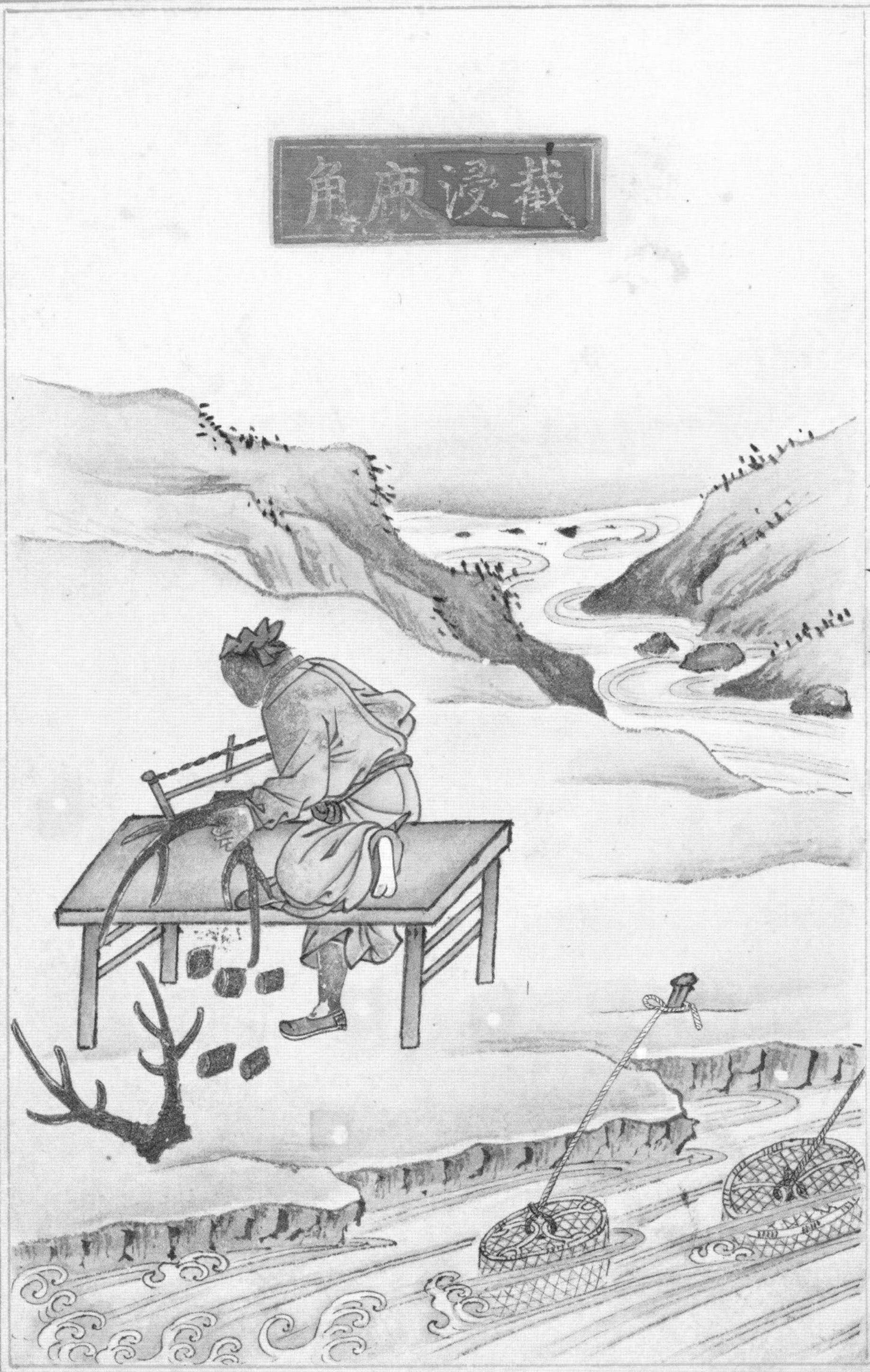

白膠 附鹿角霜 俱無毒 熬鍊成

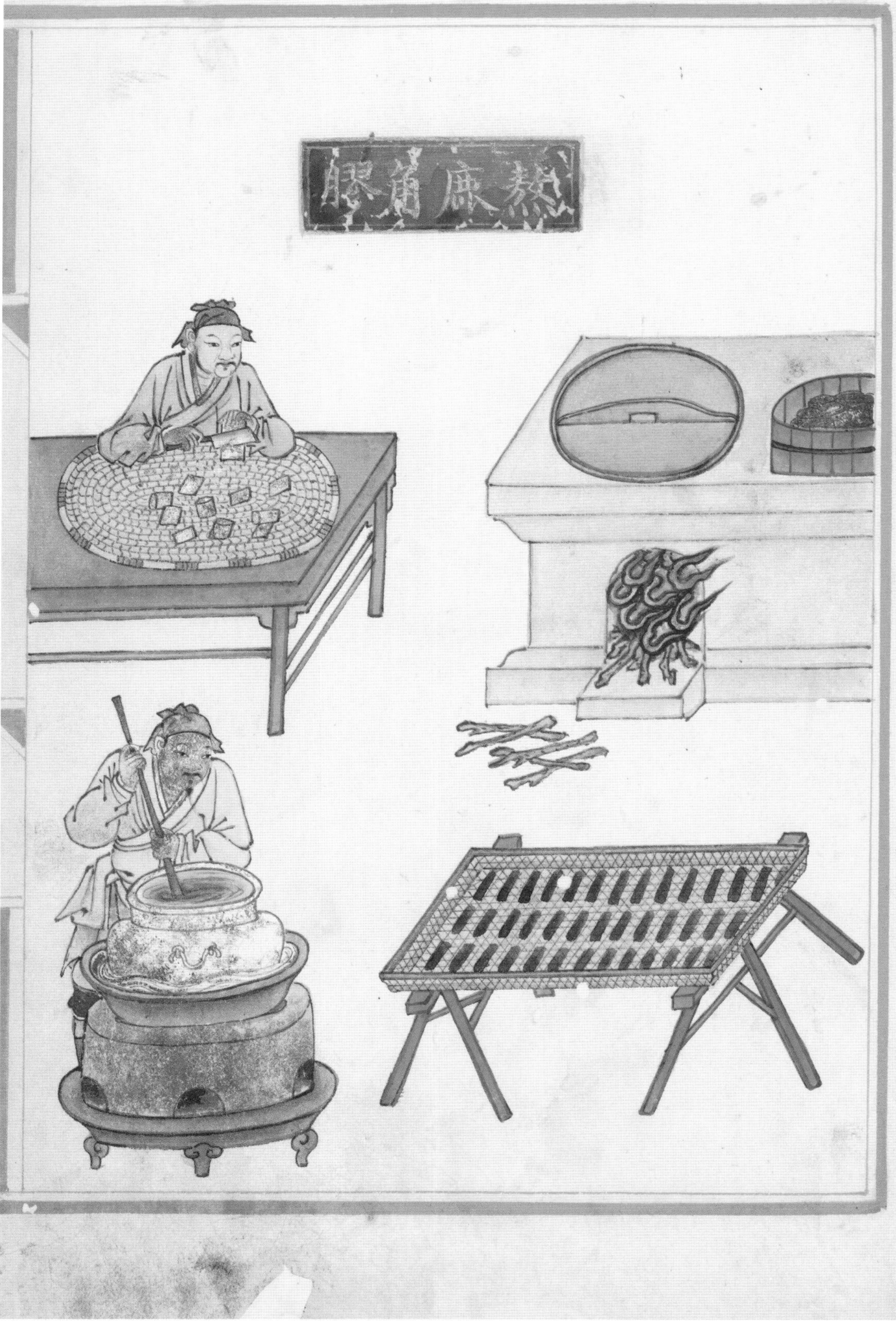
熬鹿角膠

白膠出神農本經主傷中勞絶腰痛羸瘦補中益氣婦人血閉無子止痛安胎久服輕身延年以上朱字神農本經療吐血下血崩中不止四肢酸疼多汗淋露折音舌跌音迭傷損煑鹿角作之以上黑字名醫所錄

【名】鹿角膠　黃明膠

【地】雷公云鹿出雲中山捕得取其角須全戴者並鋸長三寸許以物盛於急水中浸之一百日滿出用刀削去麤皮一重了拭去水垢令淨然後用醶

醋煑七日旋旋添醋勿令火歇成時不用著火只從子時至戌時也日足其角白色軟如粉即細擣作粉却以無灰酒煑其膠削了重研篩過用每修事十兩以無灰酒一鎰煎乾為度也令熬膠之法採鹿年歲久其角堅好新鮮全具者先用本鹿天靈盖及皮同裹之安室上一宿以歸魂也後將角鋸成段子長二三寸許以竹籃盛於長流水中浸三七瀌出清水洗去垢穢以大鍋一口用桑木篦子安鍋底內却用桑皮鋪於篦子上層層鋪角注長流水八分再旋旋添水煑一日候角軟乗熱削去麄皮每角十斤用人參茯苓各四兩楮實子八兩仍於鍋內如前安桑木篦勿令着鍋

底篦子上鋪桑白皮一層却将鹿角層層鋪注長流水八分以人參茯苓楮實子用夏布袋盛之同入鍋內下用桑柴火再旋旋添水慢煮至三日夜或五日夜七日夜候角內虛白濾出角則成霜矣却将原煮角汁水再用細絹袋濾過於銀器內盛之以重湯鍋內微火慢慢熬至稠粘黃黑色者即成膠也

收 陰乾

用 明净者佳

色 黃黑

味　甘

性　平緩

氣　氣厚於味陽也

臭　腥

主　補中益氣

助　得火良

反　畏大黃

治　藥性論云能安胎去冷氣止吐血及漏下赤白別錄云傅瘡腫四邊

中心留一孔其腫即起頭而自開也○凡腫已潰未潰者以膠一片水漬令輭納納然隨腫大小貼當頭上開孔若已潰還合者膿當被膠急撮之膿皆出盡未有膿者當自消矣○膠三兩水二升煑取一升四合分二服治尿血○膠水煎令稀稠得所待冷塗湯火瘡

補藥性論云主男子腎臟氣衰勞損婦人服之令有子

合治

以膠炙令半焦為末一錢匕合人參末二錢匕薄豉湯一盞八分葱少許入銚子煎一二沸服治咳嗽不瘥者每呷三五口其嗽漸止○膠一兩切作小片子炙令黃合新綿一兩燒作灰細研每服一錢匕新米飲調下臨

臥服之治吐血咯血立効○乾膠三兩炙擣細末合酒二升温服治虚勞尿精○膠炙擣為末合酒服方寸匕日三服補虚勞益髓長肌悦顔色令人肥健○膠二兩合酒煑消盡頓服之治妊娠卒下血○膠慢火炙為末合酒調服一錢療小兒面上瘡豆子瘢已出者服之無瘢未出者服之瀉下

毛蟲

羖羊角

無毒附髓膽肺心腎齒肉骨屎　胎生

羖羊角出神農本經主青盲明目殺疥蟲止寒洩辟惡鬼虎狼止驚悸久服安心益氣輕

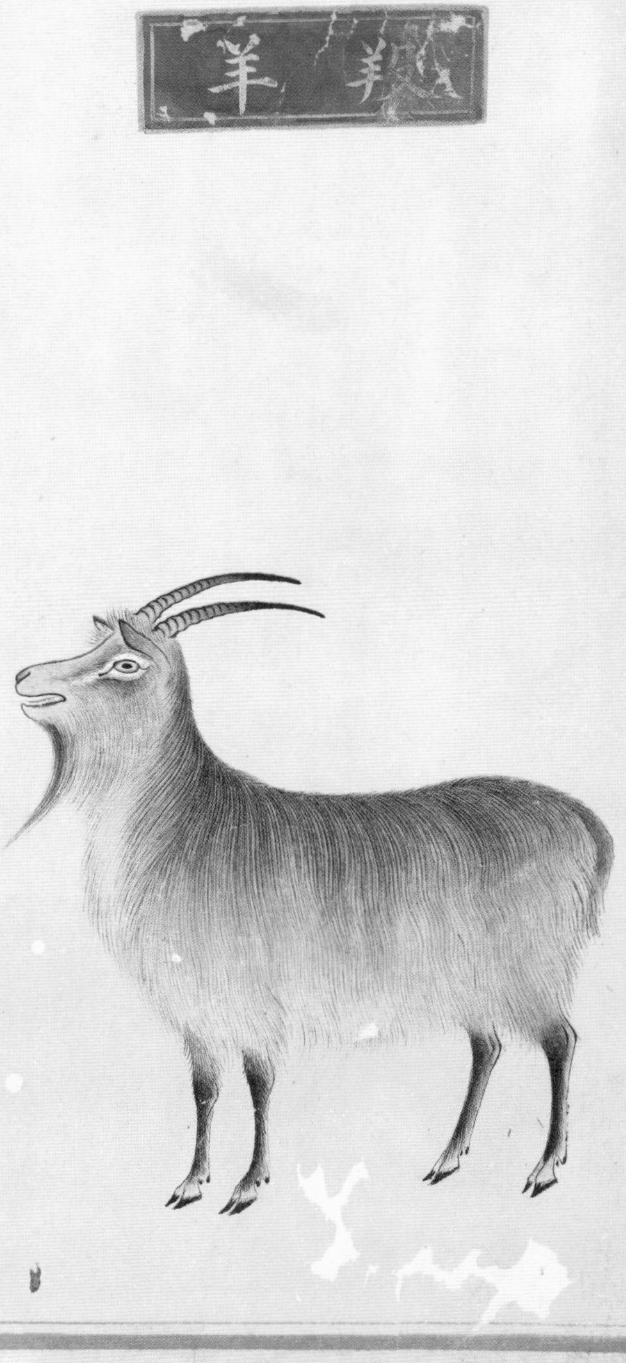

身以上朱字神農本経療百節中結氣風頭痛及蠱
毒吐血婦人産後餘痛燒之殺鬼魅辟虎
狼○羊髓味甘溫無毒主男女傷中陰氣
不足利血脉益経氣以酒服之○青羊膽
主青盲明目○羊肺補肺主欬嗽○羊心
主憂恚膈氣○羊腎補腎氣益精髓○羊
齒主小兒羊癇寒熱三月三日取○羊肉
味甘大熱無毒主緩中字乳餘疾及頭腦

大風汗出虛勞寒冷補中益氣安心止驚

○羊骨熱主虛勞寒中羸瘦○羊屎燔之

主小兒洩痢腸鳴驚癇以上黑字名醫所錄

地 圖經曰羖羊即青羝羊也亦謂之羖攊羊出河西川谷今河東陝西及近都州郡皆有之羊之種類亦多然有灰褐及黑白色者毛長尺餘北人引大羊多以此為群首齒骨及五臟各有主疾之功其角入藥唯以青羝羊為佳餘不堪用取時勿令中濕濕則有毒也

時 生無時 採無時

收 陰乾勿令中濕

用 角 髓 膽 肺 心 腎 齒
肉 骨 屎

色 青白

味 鹹苦

性 温一云微寒

氣 氣薄味厚陰中之陽

臭 羶

主 明目 止驚

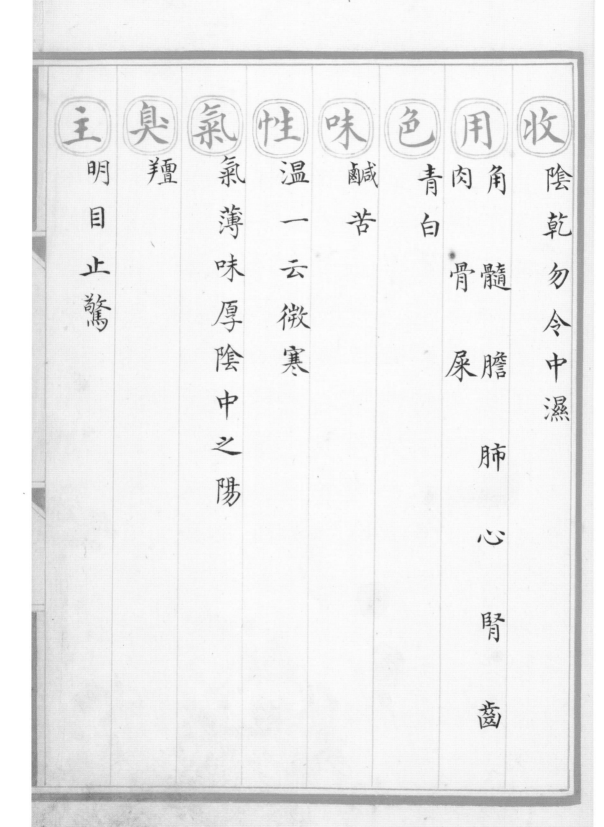

【助】菟絲子為之使

【製】凡使燒灰存性用或鎊屑用之

【治】【療】【唐本注云】屎煮湯灌下治大人小兒腹中諸疾疳濕大小便不通燒之熏鼻治中惡心腹刺痛及熏諸瘡中毒痔瘻○肝治肝臟風虛熱目赤闇無所見子肝生食七枚神効○頭療風眩瘦疾及小兒驚癇○血主女人中風血虛悶及產後血暈悶欲絶者生飲一升即活【藥性論云】青羊肝明目○膽點眼中治赤障白膜風淚【日華子云】牯羊角退熱及治山瘴溪毒燒之祛蛇○肉治腦風及大風○頭治骨蒸

腦熱頭眩明目小兒驚癇○脂治
遊風并黑䵟○羖羊糞燒灰治聤
耳并署刺孟詵云肉治風眩瘦病
小兒驚癇○角燒灰治鬼氣下血
別錄云角燒灰治鬼氣及漏下惡
血○頭肉主緩中汗出虛勞安心
止驚○及治熱風眩疫疾丈夫五勞
骨熱○肝治目赤暗痛及熱病後
失明者以青羊肝或子肝薄切水
浸貼之極効生子肝吞之尤妙○
肚盛水令滿繫兩頭熟煮開取水
頓服之療尿床即瘥○熟眼睛暴乾
為末傳目赤及瞖甚効○糞燒灰
淋取汁洗之治髮不生三日一洗
不過十度即生○肉不經水取鮮
者貼被打頭青腫處瘥○新羊血

乘熱飲二升治卒驚悸九竅血出立止○肉如作脯法炙令香及熱搨白禿瘡不過三四日瘥○膽治熱病後失明旦暮各一傅之効○肥羊肉肥脂及諸般肥肉食之裹出誤吞釘并箭金鍼錢等物○新羊血一盞飲之三兩服治産後餘血攻心或下血不止心悶面青身冷氣欲絶者妙

補

日華子云腎補虛耳聾陰弱壯陽益胃止小便虛損盜汗○肉開胃肥健陳藏器云羊五臟補人五臟孟詵云肚主補胃小便數別錄云角安心益氣○頭肉補胃虛損及丈夫五勞骨熱○肚補胃病虛損

小便數

止虛汗

合治

羖羊角燒灰合酒調服治産後惡血煩悶及治小兒驚癇○服青羊膽合醋服之治痟濕時行熱熛瘡良○肺合小豆葉煑食之療渴止小便數○腎合脂為羹療勞痢甚効○腎合蒜虀食之消癥瘕○尿燒灰合鴈肪塗頭生髮○毛合醋煑之裹脚治轉筋屎內鯽魚腹中瓦缶固濟燒灰以塗髭髮令易生而黑甚効○羊胃一枚白朮一升並切以水二斗煑取九升一服一升日三服治久病瘦羸不生肌肉水氣在脇下不能飲食四肢煩熱者甚佳○肉一斤合當歸四兩生薑五兩以水一斗二升煑熟取七升

去肉內諸藥煑取三升一服七合日
三夜一補虛勞不足産後腹中激痛
○羖羊肝一斤去脂膜切薄片以新
瓦盆一箇揩净鋪肝於盆中置於炭
火上熇令脂汁盡候極乾取決明子
半斤蓼子一合炒令香為末和肝杵
為末以白蜜漿下方寸匕食後服之
日三服治目失明極効○熟羊頭眼
睛中白珠子二枚於細石上和棗汁
研之取如小麻子大安眼睛上仰卧
日夜各二治常患眼痛澁不能視物
及看日光燈火不得者不過三四度
即瘥○糞和鴈膏傅毛髮落者三宿
即生○羖羊角屑微炒擣羅為末不
計時候合温酒調下一錢匕治心煩
恍惚腹中痛或時悶絶而復甦甚効

○乾羊屎焼灰合豬脂擣爛治木刺入肉不得出塗之立出○羖羊角焼為灰研令極細以雞子清和塗治面目身痒得赤斑或痒或瘭子腫起不即治之日甚害人○羖羊膽一枚合酒二升煑三沸療面多皯䵟如雀卵色日三塗効○青羊肝合醋煑食之治目暗黃昏不見物○羊腎一雙炮去脂細切於豉汁中合五味米糅如常法作羹食之治勞損精竭○白羊頭一枚煑熟切於豉汁中合五味調和食之治脾胃氣冷食入口即吐出○羖羊角焼為末合酒服方寸匕療產後寒熱心悶極脹○肉合生薑作湯治寒疝極効

禁 白羊黑頭者食之令人患腸癰○獨角羊不可食○六月食羊傷神○心有孔者殺人○熱病後食之令人發熱困重致死妊娠及宿有冷病人亦勿多食

解 蠱毒

忌 肝不可與豬肉及梅子小豆同食之傷人心大病人○頭中髓發風與酒服則迷人心令人中風

羊乳

羊乳補寒冷虛乏 名醫所錄

地
陶隱居云羊乳實爲補潤故北人多食皆肥健唐本注云北人肥健不噉鹹腥方土使然何關飲乳陶以未達故屢有此言也

時
生無時
採無時

收
磁器收貯

色
白

味
甘

性
温

氣
氣厚於味陽中之陰

治療

藥性論云潤心肺止消渴日華子云利大腸含療口瘡小兒驚癇孟詵云治卒心痛溫服之別錄云治蚰蜒入耳以乳灌耳中即化成水○止小兒噦以乳一升煎減半分五服牛乳亦得○乳治小兒舌腫乳汁飲之○瘥○止乾嘔以乳一盃空心飲之○療漆瘡以乳傅之○治蜘蛛咬遍身生絲以乳一件飲之及蜘蛛咬致人腹大如孕飲不過數日而愈

補

陶隱居云潤肌膚體肥健陳藏器云補虛弱別錄云補虛勞益精氣

合治

乳合脂作羹食補腎虛及治男子與女子中風瘥

毛蟲

牡狗陰莖 無毒 附膽心齒骨蹄血肉腦 胎生

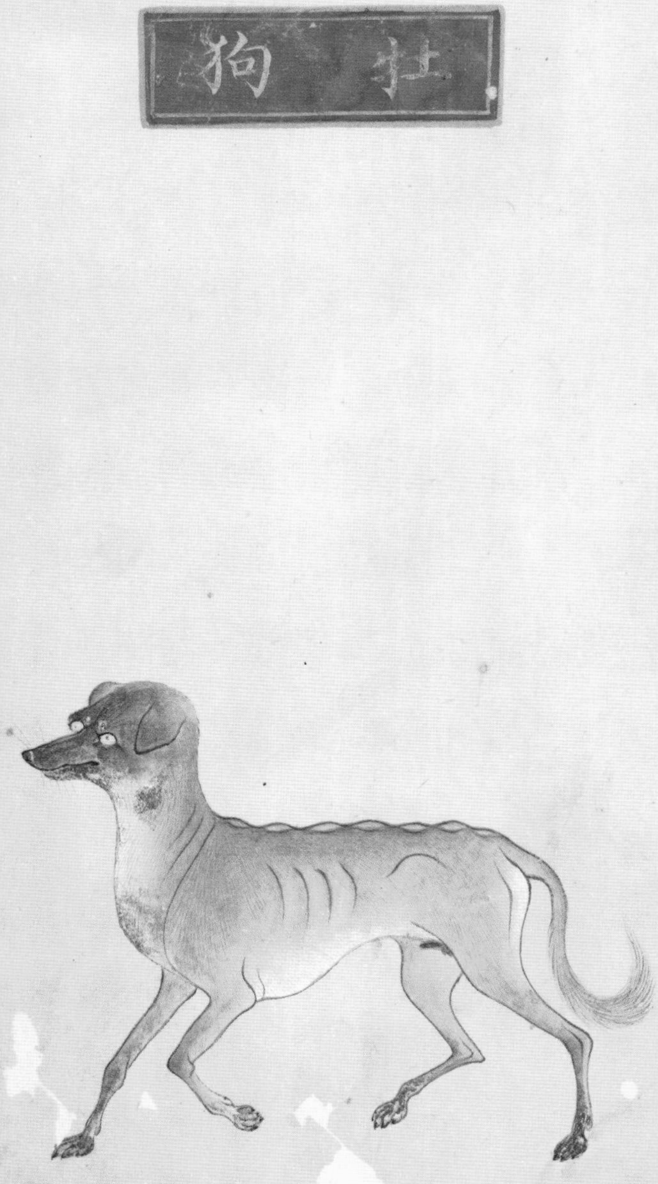

牡狗陰莖出神農本經主傷中陰痿不起令強
熱大生子除女子帶下十二疾以上朱字神農本經
膽苦平主明目痂瘍惡瘡○心主憂恚氣
除邪○腦主頭風痺下部䘌瘡鼻中息肉
○齒性平主癲癇寒熱卒風痱伏日取之
○頭骨性平主金瘡止血○四脚蹄性平
煑飲之下乳汁○白狗血味鹹性温無毒
主癲疾發作○肉味鹹酸温主安五臟補

絶傷輕身益氣○屎中骨主寒熱小兒驚癎以上黑字名醫所錄

【名】狗精

【地】陶隱居云舊不載所出州土今處處有之其種脚上别有一懸蹄人呼為犬者是也白狗烏狗皆入藥用惟正黄色者温補餘色者微補為不及也

【時】採六月上伏取

【收】陰乾百日

【用】陰莖　頭骨　膽　心　腦　齒　肉　四脚蹄　血　屎中骨

味 鹹

性 平

氣 味厚於氣陰中之陽

臭 腥

主 強陰

治 療 陶隱居云白狗骨燒末療諸瘡瘻及妬乳癰腫唐本注云骨燒灰主下痢生肌傅馬瘡○烏狗血主難產橫生血上搶心○下頷骨治小兒諸癇○陰卯燒灰主婦人十二疾○毛主產難○白狗糞治疔瘡

藥性論云膽治鼻齆及鼻中瘜肉
日華子云陰莖治婦人陰瘻○膽
主撲損瘀血及刀箭瘡○心療狂
犬咬除邪氣風痺及鼻衂下部瘡
○齒燒為末湯調服治小兒客忤
孟詵云膽去腸中膿水別録云膽
汁注目中治眼痒急赤澁○頭骨
燒煙熏治附骨疽及魚眼瘡○黄
狗皮炙裹腰痛處取暖瀲為度○
白犬骨燒研為末以水服方寸匕
治産後煩悶不能食○骨炙黄焦
搗為末飲服方寸匕日三服治久
下痢不止者名休息痢○猘犬咬
人即殺所咬犬取腦傅之後不復
發○白犬頭取熱血一升飲之治
鬼擊之病卒着如刀刺狀胸脇腹

內絞痛不可抑按或即吐血衂血下血立効○骨煑湯摩頭上療小兒桃李鯁○活狗膽治左膝瘡痒華佗視之以膽塗瘡口須臾有蟲若蛇從瘡口出長二三尺病即愈

補

陶隱居云黄狗肉大補虛**日華子云**陰莖續絶陽○頭骨燒灰壯陽氣○血安五臟○肉益胃氣暖腰膝壯陽氣補虛勞益氣力**陳藏器云**肉益腰腎起陽道○骨煎汁為粥食之令婦人有子**別錄云**陰莖益髓○肉温五臟補五勞七傷填骨髓大補氣力空腹食之佳

合治

頭骨燒灰為末合乾薑莨菪焦炒見煙為丸治久痢及勞痢以白飲空心

下十九極効○屎○合臘月豬脂傅瘻
瘡及傅溪毒疔腫○合肝合生薑醋作
湯治脚氣攻心服之當洩其邪若大
便不實者勿服之○膽合酒服之明
目○膽半箇合酒治中傷因損調服
之瘀血盡下○頭骨燒灰為末每日
空心合酒調服一錢匕治婦人赤白
帶下○合狗牙燒灰合酢調傅馬鞍瘡
○毛細剪以膠烊塗湯火燒瘡痛不
可忍○細肉半斤合米鹽豉等煮粥頻
食一兩頓治脾胃虛弱腸中積冷腹
脹刺痛神驗○肉一斤細切和米煮
食之治水鼓脹浮
腫作羹臛喫亦佳

禁

狗肉不可炙食恐成消渴疾狗瘦者
多是病不堪食諸犬春月目赤鼻燥

欲狂猘者不宜食妊娠不可食犬肉令兒無聲自死舌不出者食之害人
九月勿食犬肉能損神

忌

不與蒜同食食之損人白狗血合白雞肉白鵝肝白羊肉烏雞肉蒲子羮等病人皆不可食

毛蟲

羚羊角 無毒 胎生

羚羊角出神農本經主明目益氣起陰去惡血注下辟蠱毒惡鬼不祥安心氣常不魘寐久服強筋骨輕身以上朱字神農本經療傷寒時氣

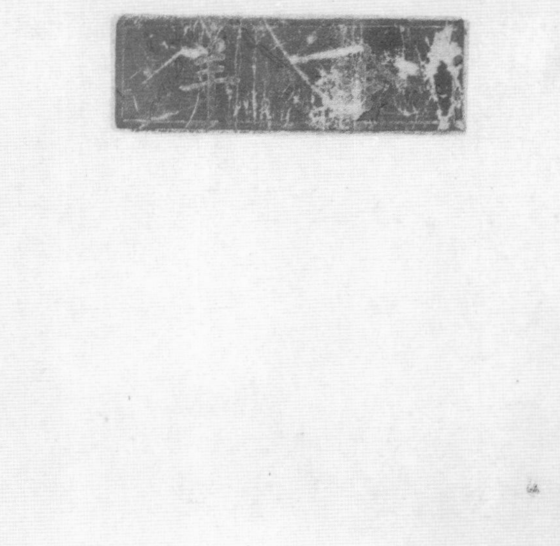

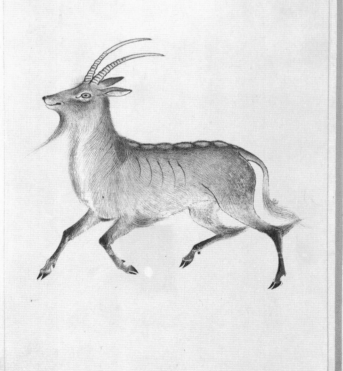

寒熱熱在肌膚温風注毒伏在骨間除邪氣驚夢狂越僻謬及食噎不通起陰益氣利丈夫 以上黑字名醫所錄

地 圖經曰出石城山谷及華陰山今秦隴龍蜀金商諸州山中皆有之其形似羊色青而大角細長四五寸至堅勁多節緊深鋭文細而有掛痕者真其痕因羚羊夜宿不着地以角掛木故也或云其角有文蹴大長一二尺似吳羊角置耳邊聽之集集鳴者皆非也今取他角附耳亦皆有聲不如掛痕一說盡矣此亦多偽不可不察有獏齒偽佛牙誑俗以此擊之則碎

時 生 無時
採 無時
收 用紙包裹勿失元氣
用 角
色 白
味 醎苦
性 微寒
氣 氣薄味厚陰中之陽
臭 羶

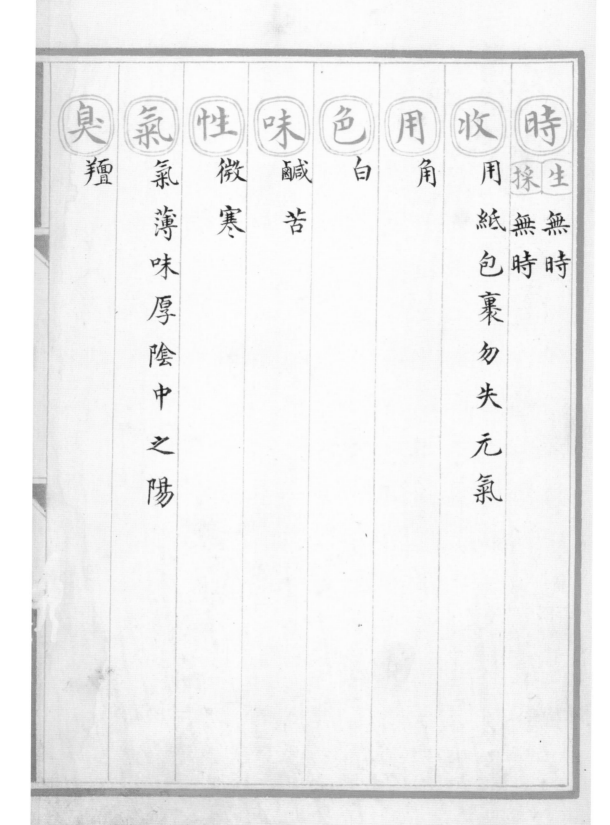

主 清肝明目除熱鎮驚

製 雷公云凡修事之時勿令單用不復有驗須要不拆元對以繩縛之將鐵鎊旋旋鎊取用勿令犯風鎊未盡處須三重紙裹恐力散也鎊了擣細重篩更研萬匝了入藥用之更妙免刮人腸也

治 療唐本注云角治溪毒及驚悸煩悶臥不安心胸間惡氣毒瘰癧○肉治蛇咬惡瘡藥性論云角燒灰治小兒驚癇及山瘴能散惡血并噎塞不通孟詵云角治中風筋攣附骨疼痛生摩水塗腫上及惡瘡別錄云角治傷寒熱毒下血及疝氣末服之即瘥產後心悶不識人汗

出烧末以東流水服方寸匕未瘥及再服又血氣逆心煩滿胸脇痛及腹痛煩滿烧末水服方寸匕○角中骨治小兒洞下痢烧末飲服方寸匕

合治

角烧末合酒服治一切熱毒風攻注中惡毒風卒死昏亂不識人散產後血衝心煩悶○角屑作末合蜜服治卒熱悶及熱毒痢并血痢○角一枚刮尖為末合酒服方寸匕令易產○肉合五味子酒中治中風筋骨急強

贋

山驢角䍽羊角為偽

毛蟲

犀角無毒

胎生

胡帽犀

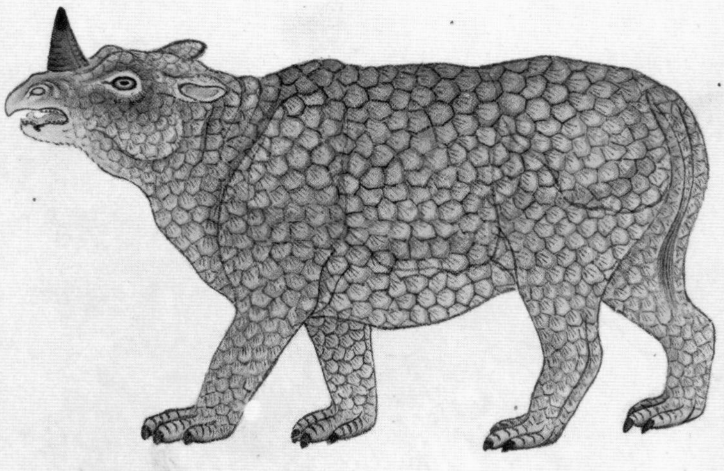

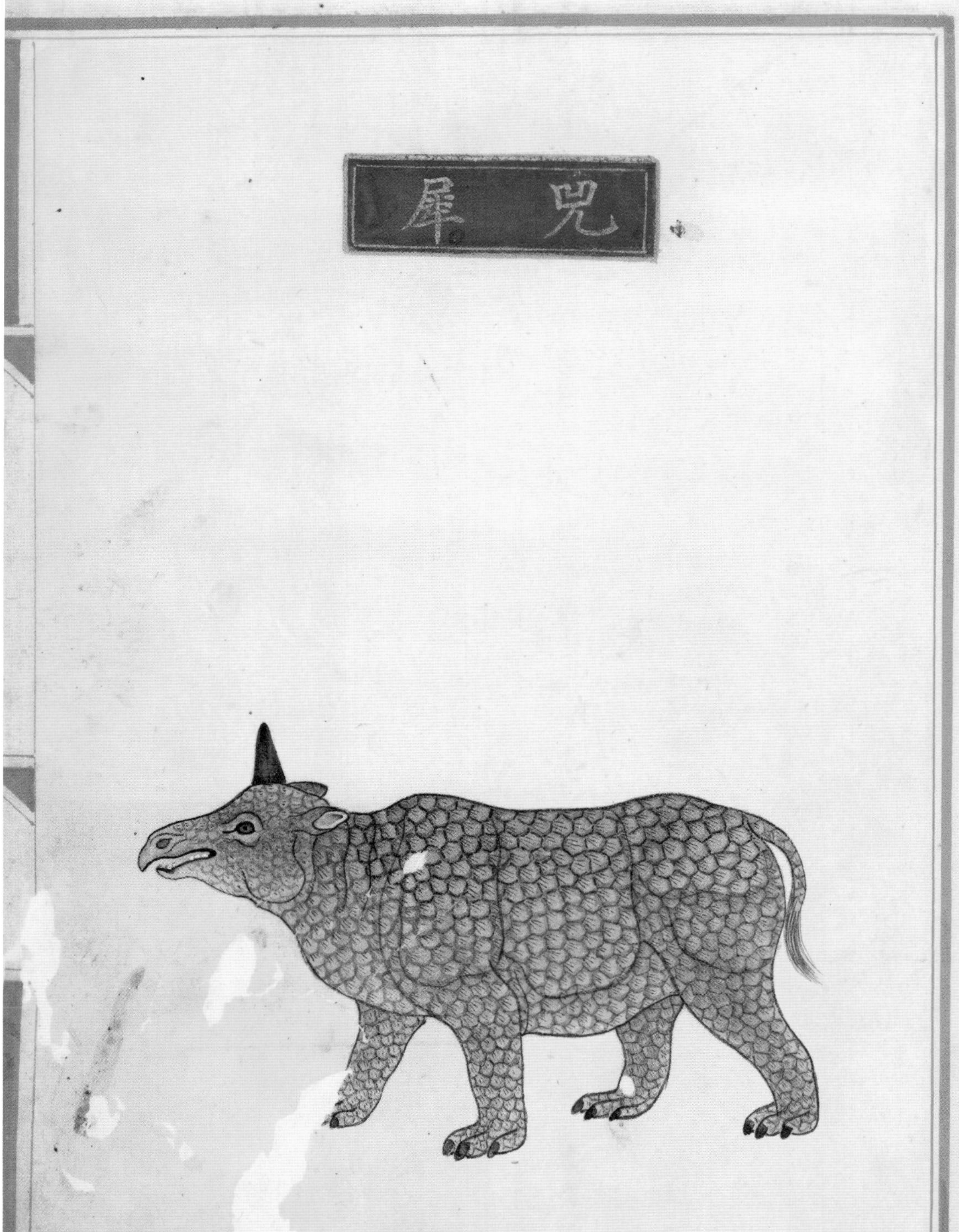
兕犀

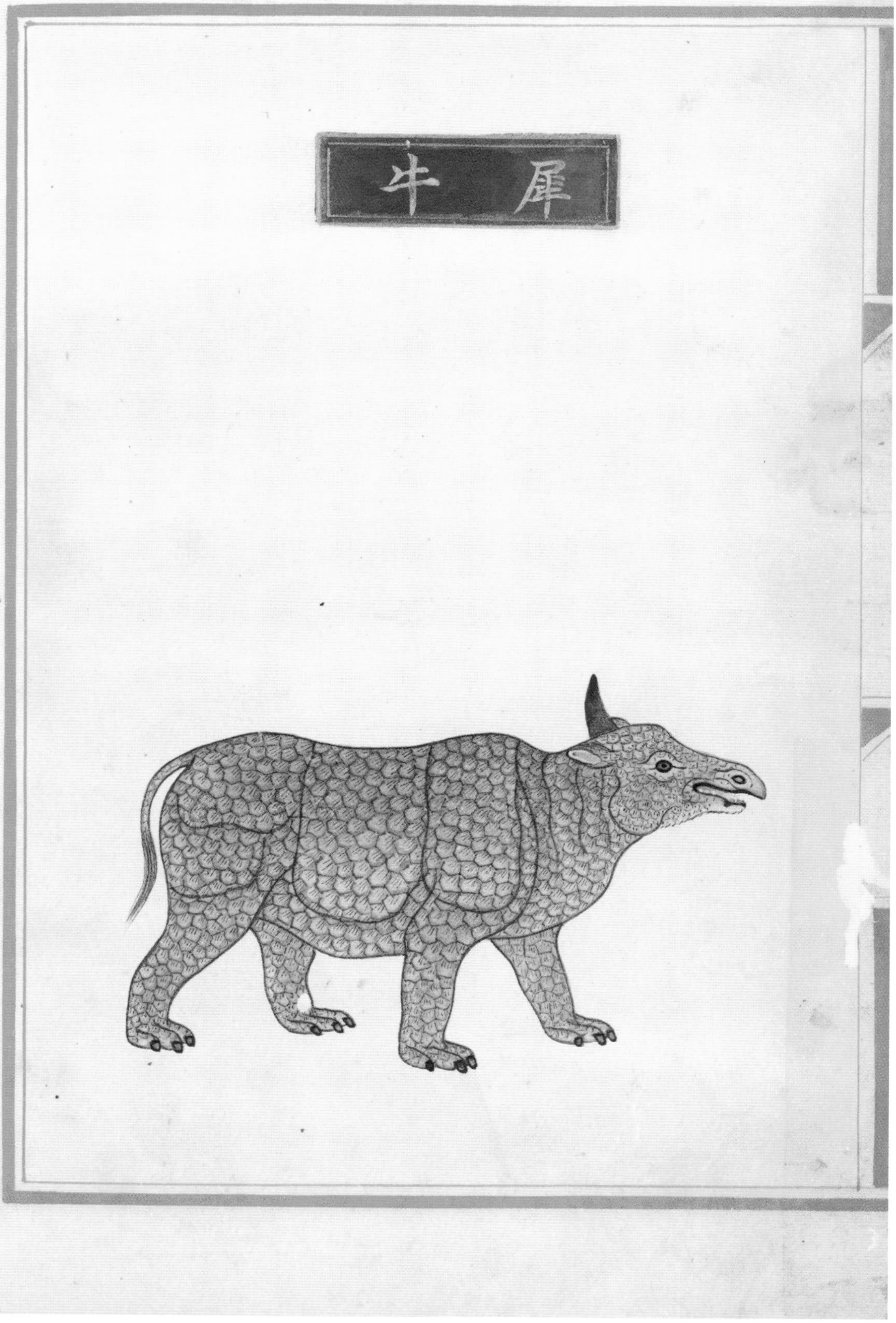
犀牛

犀角 出神農本經 主百毒蠱疰邪鬼瘴氣除邪

不迷惑魘寐久服輕身駿健 以上朱字神農本經 療

傷寒瘟疫頭痛寒熱諸毒氣 以上黑字名醫所錄

名 通天犀 烏犀 南犀 川犀 分水犀 黃犀 毛犀 牯犀 胡帽犀 兕犀 黔犀 奴角 駭雞犀 食角 墮羅犀

地 圖經曰出永昌山谷及益州南海者為上黔蜀者次之其形似牛豬首大腹卑脚脚有三蹄色黑好食棘其皮每孔三毛頂生一角或云有二角三角者生鼻上為食角為奴角為胡帽犀在額為兕犀也牯犀亦有二角皆

為毛犀今人多傳一角之說此數種俱有粟文且犀無水陸二種並以精麤為貴賤川犀南犀文理皆細烏犀有顯文黃犀文絕少皆不及西番所出文高雨脚顯也物像黃而外黑者為正透物像黑而外黃者為倒透通天犀生腦上千歲者長且銳白星徹端黃黑分明有雨脚滑潤端能出氣通神故曰通天人刻為魚銜入水中開水三尺故曰分水犀以此盛米雞不敢啄故曰駭雞犀其文理絕好者有百物奇異之形所以犀飲濁水不欲形影照見故也鹿取茸犀取尖其精銳之力在於此耳

時

生無時

採無時

用 角

色 黑

味 苦酸鹹

性 寒洩

氣 氣薄味厚陰中之陽

臭 朽

主 鎮心神解大熱

助 松脂為之使

惡雚菌雷丸

【反】

【製】雷公云凡修治之時鎊其屑入臼中搗令細再入鉢中研萬匝方入藥中用之歸田録云近
人氣久則易碎

【治】【療】唐本注云犀肉治諸蠱蛇獸咬毒藥性論云犀角辟邪精鬼魅中惡毒氣散風毒及治發背癰疽瘡腫化膿水并時疾熱如火煩悶毒入心中狂言妄語日華子云犀角治心煩止驚退熱消痰鎮肝明目解山瘴溪毒并中風失音熱毒及時氣發狂海藥云犀角治風毒攻心毷氉熱悶擁毒赤痢小兒麩豆風熱驚癇食療云角治赤痢燒灰為

末和水服之又卒中惡心痛及熱毒筋骨中風心風煩悶治小兒驚熱以水磨汁服之○肉治瘴氣百毒蠱疰邪鬼除客熱頭痛及五痔及諸血痢【別錄云】雉肉作臛食之吐下用生犀角末新汲水調服方寸匕即瘥又蠼螋尿瘡磨塗之又小兒驚癇不知人迷悶嚼舌仰目以犀角末半錢匕和水服之

【補】【日華子云】犀角安五臟補虛勞

【禁】犀角妊娠勿服能消胎氣肉不宜多食若食過多令人煩即取麝香少許和水服之即散

【解】角解諸飲食中毒及藥毒若服藥過劑及中毒煩悶欲死者以犀角燒末

水服方寸匕即瘥又殺鉤吻鴆羽蛇毒

忌鹽

毛蟲

虎骨無毒附膏爪肉

胎生

虎骨主除邪惡氣殺鬼疰毒止驚悸主惡

虎

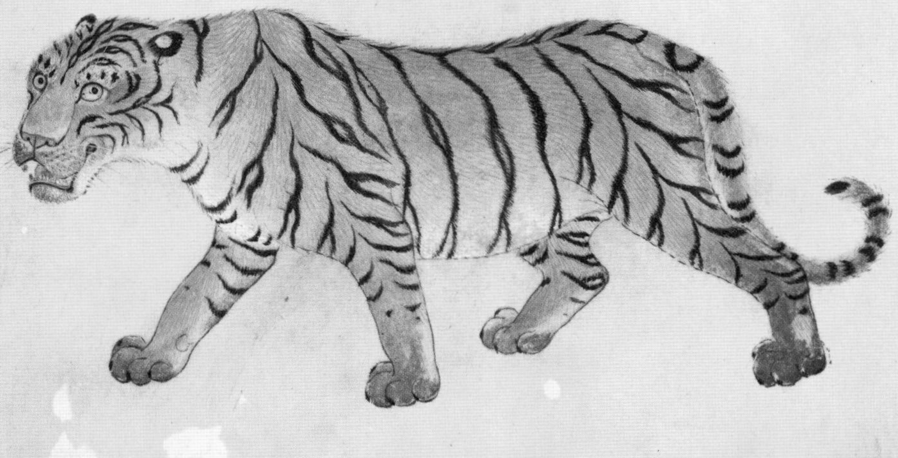

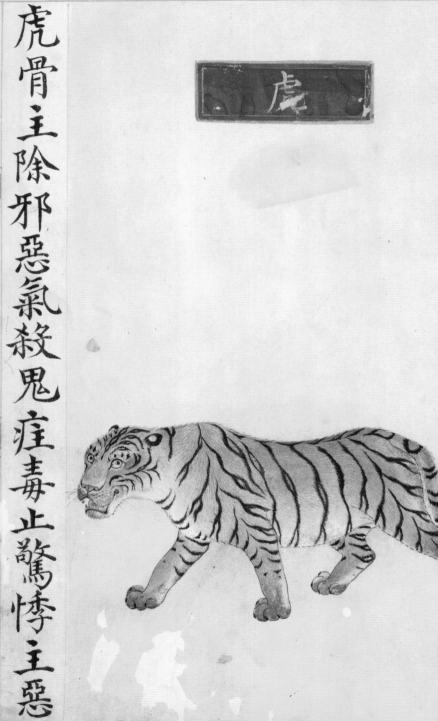

瘡鼠瘻頭骨尤良○膏主狗嚙瘡○爪辟
惡魅○肉味酸平無毒主惡心欲嘔益氣
力名醫所錄
地 圖經曰本經不載所出州土今山林
處多有之骨用頭及脛色黃者佳睛
亦多偽須自獲者乃真爪并指骨毛
存之以繫小兒臂辟惡鬼此數物皆
用雄虎者為勝鹿虎之類凡是藥箭
射死者不可入藥蓋藥毒浸漬骨肉
間猶能傷人也陳藏器云虎威令人
有威帶之臨官者佳無官反為人所
憎威有骨如乙字長一寸在脇兩傍
破肉取之尾端亦有不如脇者眼光

乃虎夜視以一目放光一目看物獵人候而射之弩箭纔及目光隨墮地得之如白石者是也〔衍義曰〕頭脛與脊骨入藥陳藏器所注乙骨之事及射之目光墮地如白石之說必得之於人終不免其所誣也人或問曰風從虎何也風木也虎金也木受金制焉得不從故呼嘯則風生自然之道也所以治風攣急屈伸不得走注癲疾驚癇骨節風毒等乃此義爾

〔時〕〔生〕無時〔採〕無時

〔用〕骨　牙　膽　鼻　爪　膏　肉　屎中骨　屎　眼睛　眼光

〔色〕黄白

味 辛

性 微熱散

氣 氣之厚者陽也

臭 腥

主 骨節痛風癲疾驚癇

製 雷公云虎睛先於羊血中浸一宿漉出微微火上焙之乾擣成粉虎骨去肉膜塗酥炙令黃熟研細入藥用

治 療陶隱居云虎頭作枕辟惡魘以置戶上辟鬼 ◯ 鼻懸戶上令生男 ◯

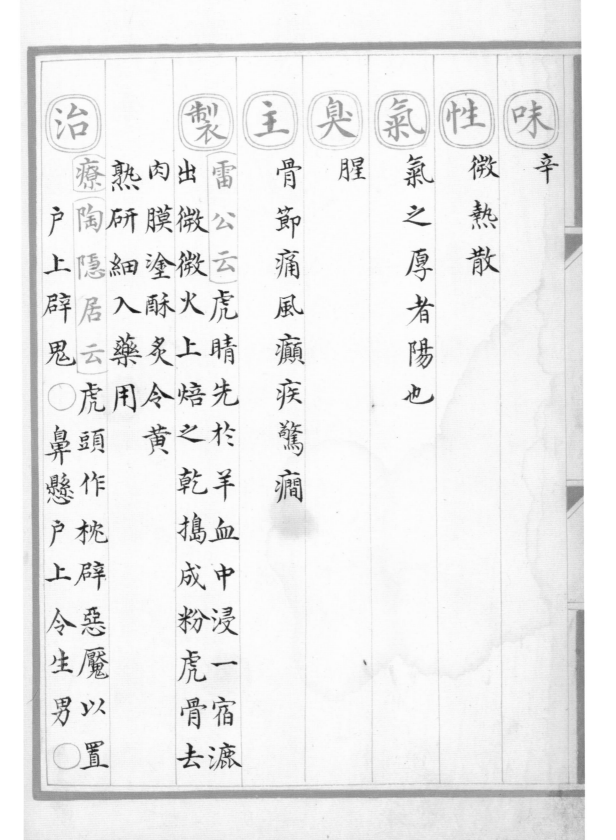

骨雜朱書符辟邪○鬚治齒痛○爪懸小兒臂上辟惡鬼唐本注云屎傅惡瘡及鬼氣○眼睛治癲疾屎屎中骨爲屑治火瘡○牙治丈夫陰瘡及疽瘻○鼻除癲疾及小兒驚癇○肉及皮止瘧○骨煑汁浴小兒去瘡疥鬼疰驚癇○眼光去驚邪辟惡鎮心○膽治小兒驚癇藥性論云骨治筋骨毒風攣急屈伸不得走疰疼痛及尸疰腹痛温瘧并傷寒温氣日華子云睛鎮心及小兒驚啼疳氣客忤孟詵云肉食之辟三十六種精魅○○眼睛治瘧病辟惡小兒熱驚悸○○膽治小兒疳痢驚神不安研水服之○骨煑湯浴去骨節風毒○膏內下

部治五痔下血丹溪云虎骨治瘻
別錄云虎骨治骨骾為末水服方
寸匕又肛門凸出燒末水服方寸
匕又痢久下經時不愈者名休息
取虎骨炙令黃燋擣末飲服方寸
匕日三即愈○虎睛治小兒驚癇
掣瘲細研水調灌服之○虎脂以
消令凝每日三四次塗之治小兒
頭瘡不瘥

合治

虎脛骨二大兩麤擣熬黃合羚羊角
一大兩屑新芍藥二大兩切細三物
以無灰酒浸之春夏七日秋冬倍之
每旦空腹飲一杯治臂脛痛不計深
淺皆効冬中速要服即以銀器物盛
火爐中煖養之三兩日即可服○虎

腰脊骨一具細剉訖又以斧於石上更搥碎又取前兩脚全骨如前細搥之兩件並於鐵床上以大炭火匀炙翻轉候待脂出甚則投濃美無灰酒中密封春夏一七日秋冬三七日每日空腹隨飲性多則多飲性少則少飲未飯前三度温飲之治腰脚不隨不拘年深淺者服此甚効又方以虎脛骨五六寸淨刮去肉膜等塗酥炙令極黃熟細擣絹袋子盛以酒一斗置袋子於甆瓶中然後以糖火微煎至七日後任情飲之當微利即瘥○虎脛骨煑作湯浴之或合醋浸治腰膝急疼筋骨風急痛○虎骨合通草煑汁空腹服半升覆盖卧少時汗即出治筋骨節急痛○虎頭骨一具

塗酥炙黃搗碎絹袋盛合酒二斗浸五宿隨性多少煖飲之治歷節風百節疼痛不可忍○虎屎白者以馬屎和之暴乾燒灰傅治熛疽著手足肩背累累如米起色白刮之汁出愈而復發者○虎脛骨塗酥炙合黑附子炮裂去皮臍各一兩為末每服溫酒調下二錢匕治白虎風走注疼痛兩膝熱腫○虎牙虎頭骨刮取末合酒服方寸匕治猘犬咬人發狂如犬○虎脛骨兩節合蜜二兩炙令赤搗末蒸餅糊丸如桐子大每服清晨溫酒下二十丸治大腸痔漏并脫肛○虎頭骨二兩搗碎合豬脂一斤熬以骨黃取塗月蝕瘡○眼睛一隻為散合竹瀝調少許治小兒夜啼

禁 正月勿食虎肉

解 殺犬咬毒

忌 不可熱食虎肉恐傷齒小兒齒生未足不可與食恐齒不生

毛蟲

兔頭骨 無毒 附腦肝肉 胎生

兔

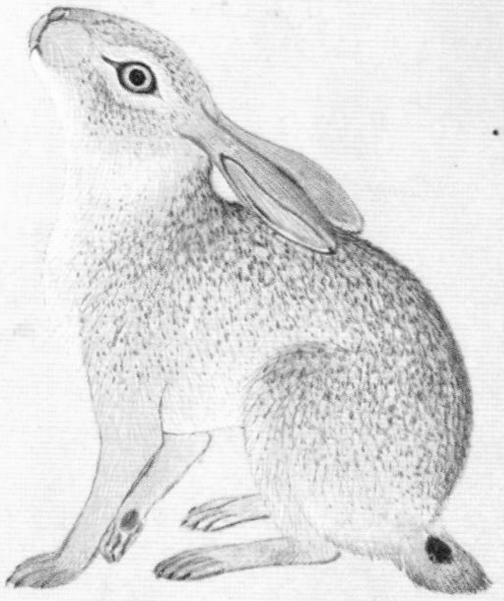

兔頭骨主頭眩痛癲疾○骨味甘主熱中消渴○腦主凍瘡○肝主目暗○肉味辛平無毒主補中益氣名醫所錄

翫月砂 屎名

名

地 圖經曰舊不著所出州土今處處有之為食品之珍蓋兔止有八竅感氣而生子從口出故妊娠禁食之衍義曰兔有白毛者全得金之氣也入藥尤功餘兔至秋深時則可食金氣全也纔至春夏其味變取四脚肘後毛為遂食飼鵰鷹至次日却吐出其意欲腹中遂盡脂肥使饑急則捕逐速爾

時 生無時 採無時

用 骨 肉 腦 肝

色 白
味 甘
性 平
氣 氣之薄者陽中之陰
臭 腥
主 癲疾
製 為末或燒灰用
治 療圖經曰髓及膏治耳聾○毛煎湯洗豌豆瘡燒灰傅灸瘡乆不瘥者

○臘月兔頭并皮毛治天行嘔吐不下食燒令煙盡擘破作黑灰搗羅之以飲汁服方寸匕則下食不瘥更服燒之勿令火耗唐本注云頭皮除鬼疰毒氣在皮中如針刺者及鼠瘻○兔肉治熱氣濕痺藥性論云臘月兔作醬食去小兒豌豆瘡日華子云頭骨和毛髓燒為丸催生落胎并產後餘血不下○兔骨塗瘡疥刺風及鬼疰○肝明目及治頭旋眼疼○肉止渴健脾別錄云兔腦生塗手足皸裂成瘡○兔頭骨除消渴飲水不知足以一具水煑取汁飲之○臘月兔頭治發腦發背及癰疽熱癤惡瘡以細剉入瓶內密封惟久愈佳塗帛

上厚封之熱痛傅之如氷頻換瘥
及治産後陰下脫燒兎頭灰傅之

補

陶隱居云兎肉為羮食之益人

日華子云肝補勞

合治

兎肝合決明子作丸服之明目及治
丹石人上衝眼暗不見物○兎皮毛
同燒為灰合酒服治産後胞衣不出
餘血搶心脹欲死者○骨合醋摩傅
久疥不瘥○兎頭燒灰合酒服治難
産○兎骨合大麥苗煑汁服治消渴
羸瘦小便不禁○兎皮燒令煙絕為
末合酒服方寸匕治婦人帶下以瘥
為度○月望夕取兎屎内蝦蟇腹中
合燒為灰作末傅大人小兒卒得月
蝕瘡○兎腹下白毛燒膠塗於毛上
貼火瘡已破者待毛落即瘥○臘月

兔頭腦髓一箇攤於紙上令勻候乾剪作符子於面上書生字一箇覺毋陣痛時用母釵子股上夾定燈焰上燒灰盞盛之煎丁香酒調下能易産

滑胎○翫月砂不限多少漫火熬令黄色為末每二錢入乳香半錢空心温酒調下治痔漏下血疼痛不止日三四服瘥

禁 兔肉妊娠不可食食之令子脣缺多食損人元氣及陽事絶人血脉凡兔死眼合者食之殺人二月亦不宜食兔能傷神

忌 不可與白雞肉同食令人面色痿黄與獺肉食之令人病遁尸與薑橘同食令人卒患心痛不可治與乾薑同食成霍亂

解

兔肉生喫壓丹石毒

筆頭灰 無毒

筆頭灰

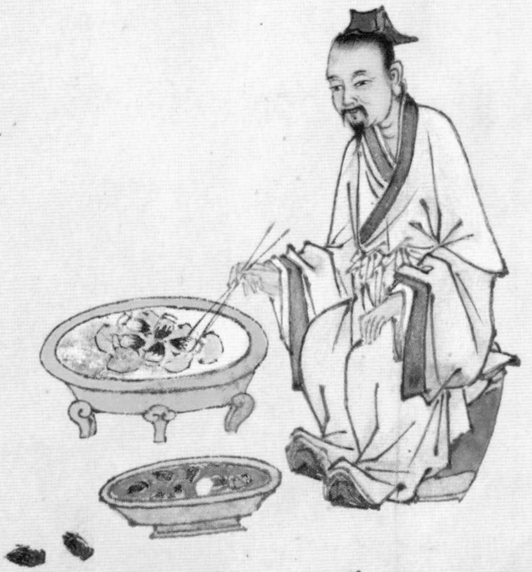

筆頭灰主小便不通小便數難陰腫中惡脫肛淋瀝燒灰水服之名醫所錄

用 兔毫年久使乏者良

性 微寒

氣 氣之薄者陽中之陰

主 利小便

治 療別錄云治喉中腫痛不得飲食燒灰漿飲下方寸匕

合 燒灰合酒服治男子交婚之夕莖痿○敗筆頭一枚燒灰細研為末合生

藕汁一盞調下能催生及難産若産母虛弱及素有冷疾者恐藕性冷動氣即於銀器內重湯煖過服之妙

毛蟲

狸骨 無毒附陰莖猫

胎生

貍

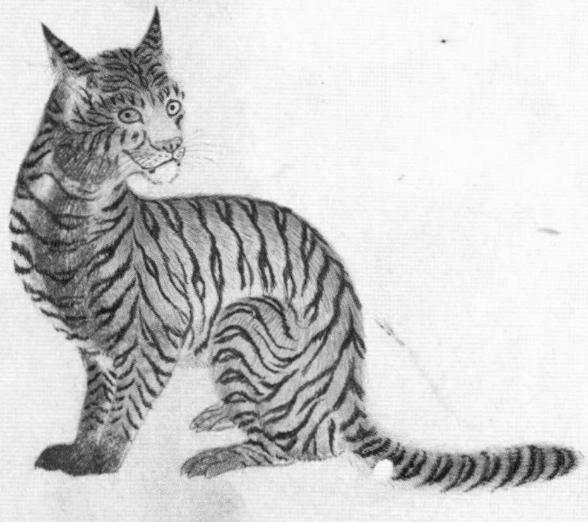

狸骨主風疰尸疰鬼疰毒氣在皮中淫躍如鍼刺者心腹痛走無常處及鼠瘻惡瘡頭骨尤良○肉療諸疰○陰莖主月水不通男子陰㿗燒之以東流水服之名醫所錄

地

圖經曰本經不載所出州土今處處有之其形似猫種類甚多以虎斑文者堪用猫斑者不佳皆當用頭骨南方一種香狸人以作鱠生若北地狐生法其氣甚香微有麝氣邕州以南一種風狸似兎而短多棲息於高木候風吹而過他木其溺如乳甚難取人久養之始可得也衍義曰其形類

猫紋色有二如連錢如虎斑紋者皆可入藥其肉味與狐不相遠江西一種牛尾狸其尾如牛人多糟食未聞入藥宜當辨也

時 生無時 採無時

用 骨 肉 陰莖 糞 溺

質 類猫而有虎斑

色 黄黑

味 甘

性 温緩

氣　氣厚味薄陽中之陰

臭　臊

主　尸疰惡瘡

治　療圖經曰肉及骨治痔疾瘘痛可作羮臛食之不可與酒同食陶隱居云肉治鼠瘻唐本注云屎燒灰止寒熱鬼瘧發無時度○風狸溺除諸風藥性論云頭骨炒末治噎病不進飲食日華子云肉及頭骨袪遊風別錄云狸頭治鼠瘻鼠齧瘡○猫治鼠瘻腫核痛已有瘡口膿血出者取一物作羮如食法空心服之瘥○猫屎塗蝎螫人痛處不

止

【合治】狸頭燒作灰合酒二錢匕治痔病及一切風并尸疰腹痛邪氣○骨炙合麝香雄黃爲丸服治痔及瘻瘡○狸頭蹄骨并塗酥炙令黃擣羅爲散每日空心合粥飲調下一錢匕治瘰癧腫硬疼痛時久不瘥

【禁】正月勿食肉食之傷神

【解】食野鳥肉中毒燒骨灰服之

毛蟲

麞骨 無毒附肉髓 胎生

鄆州麞

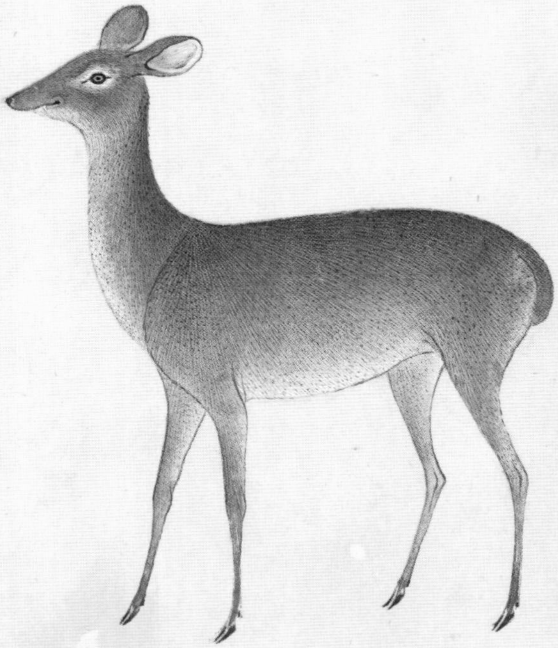

麞骨主虛損洩精○肉温補益五臟○髓益氣力悅澤人面名醫所錄

地

圖経曰本経不載所出州土今陂澤淺草中多有之亦呼為麕麞之類甚多麕其總名也有有牙者有無牙者用之皆同然其牙不能噬齧崔豹古今注云麞有牙而不能噬麃有角而不能觸是也其肉自八月已後至十一月以前食之勝于羊肉十二月至七月不宜食道家以麞麃肉羞為白脯食之言其無禁忌者蓋野獸之中惟麞麃生則不羶腥又非辰屬八卦而兼能温補於人故也

時

生無時
採無時

用

骨　肉　髓　腦

色 黑黃

味 甘

性 微温

氣 氣厚味薄陽中之陰

治 療 別錄云肉作臛治乳無汁與食之勿令婦人知

補 日華子云骨補虛損益精髓悅顏色○臍中香治一切虛損

合治 麞鹿二肉剖如厚脯炙令熱搨淹瘤病可三四易攬痛出膿便愈不除更灸新肉用之良

禁忌

十二月至七月食之動氣若瘦惡者食之發痼疾

肉不可合鵠肉同食成癥痼

毛蟲

豹肉 無毒 附貊

胎生

豹肉主安五臟補絕傷輕身益氣久服利人名醫所錄

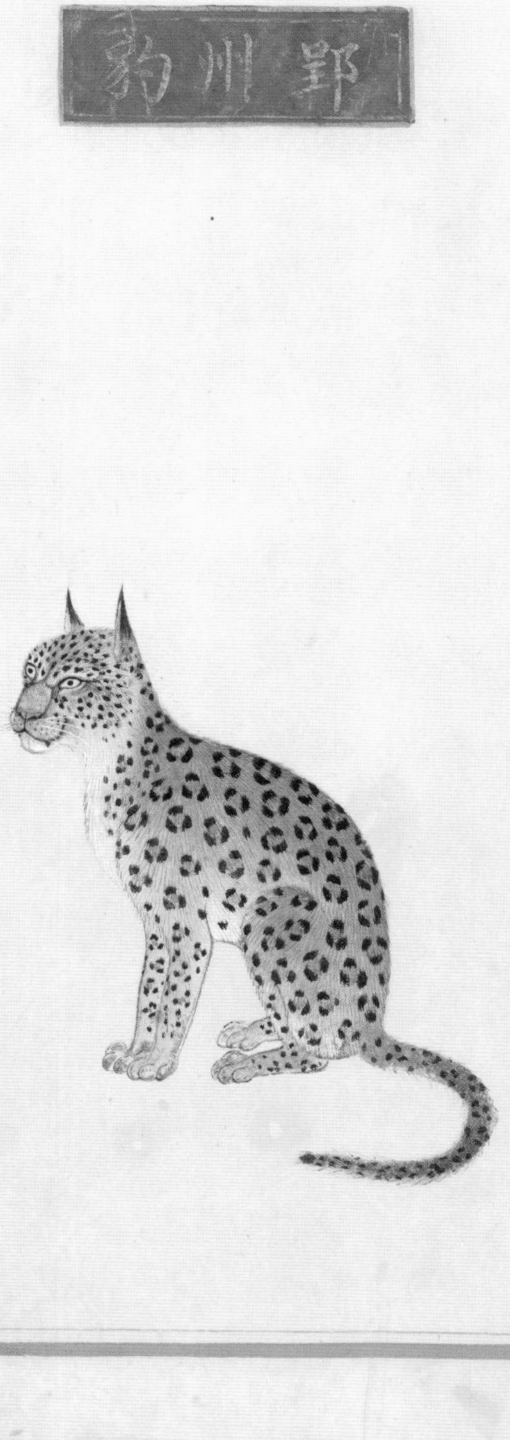

圖経曰本経不載所出州土今河洛唐郢間或有之豹有數種有赤豹詩云赤豹黄羆陸機疏云尾赤而文黑謂之赤豹有玄豹山海経云幽都之山有玄虎玄豹有白豹爾雅云貘音與貊同白豹也郭璞注云似熊小頭庳脚黑白相駁能舐食銅鐵及竹骨節強直中實少髓皮辟濕人寢其皮可以驅温癘或曰豹白色者別名貘古方鮮有用者今黔蜀中時有豹象鼻犀目牛尾虎足土人鼎釜多為所食頗為山居之患亦捕以為藥其齒骨極堅以刀斧椎鍛鐵皆碎落火亦不能燒人得之詐為佛牙佛骨以誑俚俗唯羚羊角擊之則碎衍義曰毛赤黄其文黑如錢而中空比比相次此獸

猛捷過虎故能安五臟續絕傷輕身又有土豹毛更無紋色亦不赤其形亦小此各自有種也

時 生無時 採無時

用 肉 骨頭 腈

味 酸

性 平

氣 味厚於氣陰中之陽

臭 腥

主 強志益氣

治療 圖經曰頭骨燒灰淋汁沐頭去風屑○脂可合生髮藥朝塗而暮生

唐本注云豹除鬼魅邪神

補 日華子云肉壯筋骨強志氣令人猛健

孟詵云肉久食令人耐寒暑

食療云肉食之益人

合治 豹鼻合狐鼻煑食之治狐魅

禁 正月食之傷神多食令人性麤

毛蟲

獅子屎 無毒 胎生

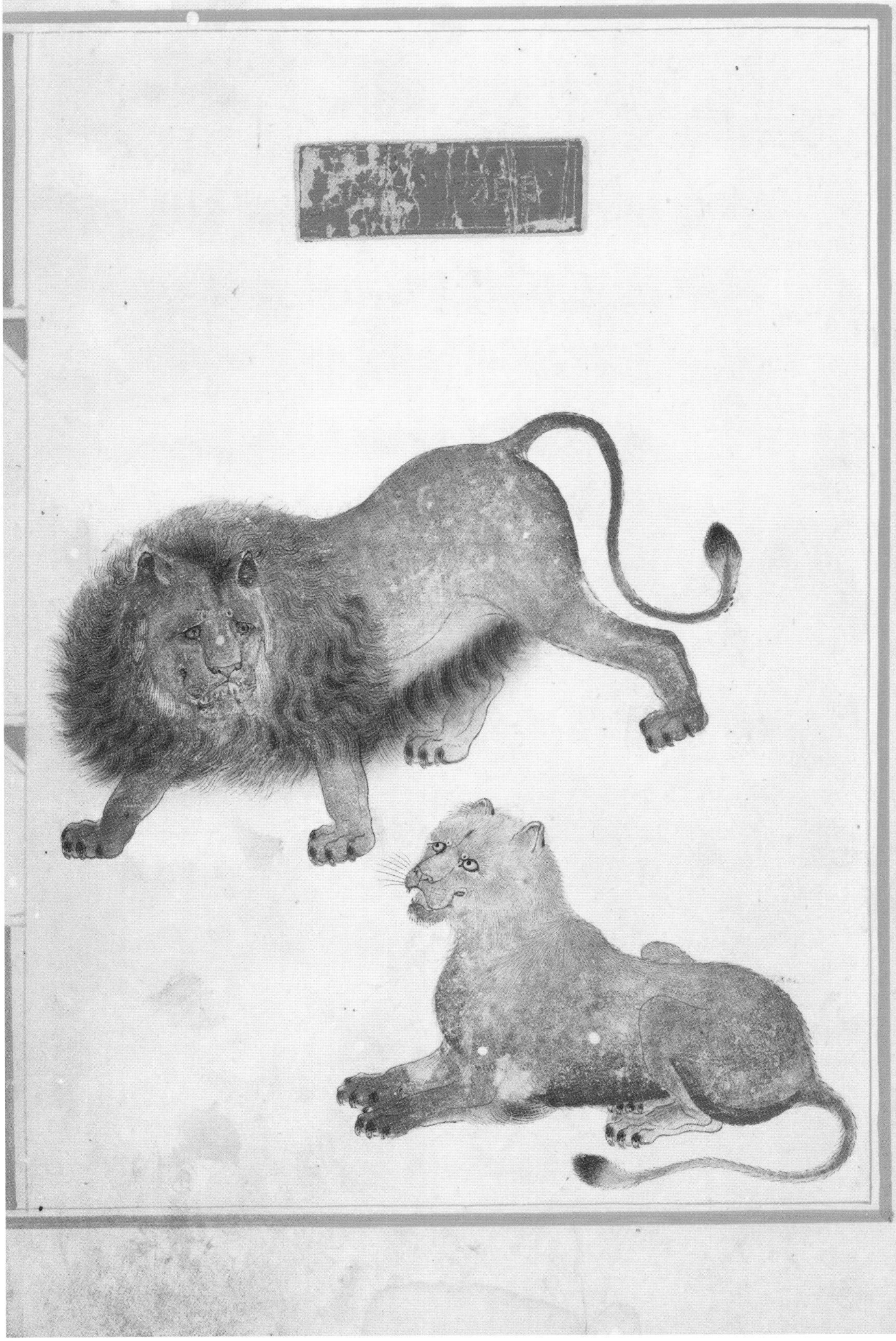

獅子屎焼之去鬼氣服之破宿血殺蟲名醫

所録

謹按物理論云獅子名狻猊為獸之
長也其形似虎正黃色有鬛微紫銅
頭鐵額鉤爪鋸齒攝目跪足目光如
電聲吼如雷尾端茸毛黒色大如升
捻之中有鉤鬻下能食虎豹其北者
形色不異但無鬛耳所産之地多畜
之因以名國蓋賢君德及幽遠而出
者也然其品類不啻七十餘種今撒
麻罕所貢馴養
者色状正符物理所云

天押

名 狻猊

時　採　無時

收　陰乾

用　屎毛

色　赤黑

臭　臭

治　療　毛治鬼瘧囊盛佩之

四種陳藏器餘

犢子臍屎主卒九竅中出血燒末服之方

寸匕新生未食草者預取之黃犢為上

姚氏方人有九竅四肢指岐間血出乃暴驚所為取新生犢子未食草者臍屎日乾燒末水服方寸匕日四五頓瘥又云口鼻出血亦良

靈貓陰味辛溫無毒主中惡鬼氣飛尸蠱毒心腹卒痛狂邪鬼神如麝用之功似麝生南海山谷如狸自為牝牡亦云蛉狸異物志云靈狸一體自為陰陽刳其水道連囊以酒灑陰乾其氣如麝若雜真香罕有

別者用之亦如麝爲
震肉無毒主小兒夜驚大人因驚失心亦
作脯與食之此畜爲天雷所霹靂者是
𥝵𥝵獸名也亦作萬扶佛切無毒飲其血令人見鬼
也亦堪染緋髮可爲頭髮出西南夷如猴
宋孝建中獠子以西波尸地高城郡安西
縣主簿韋文禮進雌雄二頭宋帝曰吾聞
𥝵𥝵能負千鈞若既力如此何能致之彼

土人丁鑾進曰𥝢𥝢見人喜笑則上脣掩其目人以釘釘著額任其奔馳候死而取之髮極長可為頭髮血堪染鞾其毛一似獼猴人面紅赤色作人言馬聲（或作鳥聲）善知生死飲其血使人見鬼帝聞而欣然命工圖之亦北山海經爾雅云狒狒如人被髮迅走食人亦曰梟羊彼俗亦謂之山都郭景純有讚（文繁不載）脯帶脂者薄割火上炙熱

於人肉傳癬上蟲當入脯中候其少頃揭
却湏吏更三五度差

本草品彙精要卷之四

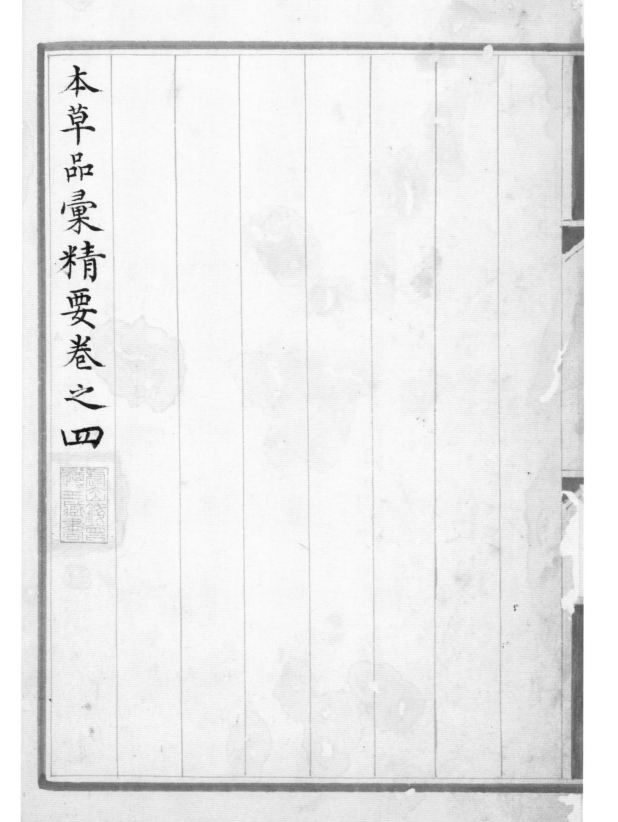

本草品彙精要卷之五

禽部下品

五種名醫別錄 黑字

一種唐本先附 注云唐附

一十三種宋本先附 注云宋附

四種今補

八種陳藏器餘

已上總三十一種

内一十六種今增圖

白鶴宋附今增圖　孔雀今增圖　鴟尺脂切頭今增圖

鸂鶒宋附今增圖　斑鵻宋附青鵻附今增圖　烏鴉宋附

練鵲宋附今增圖　鴝鵒唐附今增圖　雄鵲

鸕鷀屎頭附　鸛骨今增圖　白鴿宋附今增圖

百勞宋附今增圖　鶉宋附今增圖　啄木鳥宋附今增圖

慈鴉宋附今增圖　鶻嘲宋附今增圖　鵜鶘宋附今增圖

鴛鴦宋附今增圖　天鵝今補　鴇今補

鴜老今補　水鳦今補

八種陳藏器餘

布穀脚䐉骨　蚊母鳥　杜鵑

鴞目　鉤鵅　姑獲

鬼車　諸鳥有毒

本草品彙精要卷之五 二十五

禽部下品

羽蟲

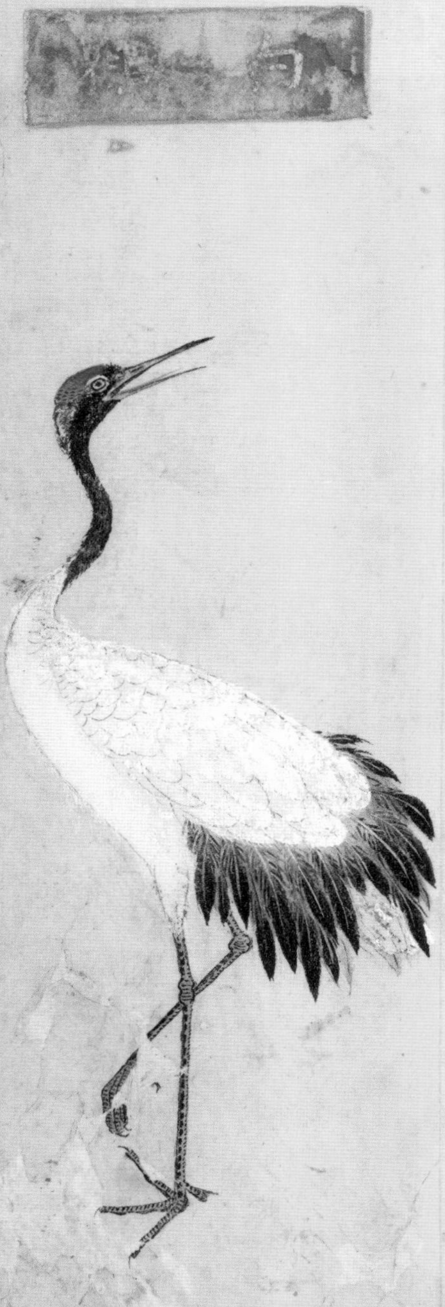

白鶴 無毒

卵生

白鶴血主益氣力補勞乏去風益肺○肫中砂石子摩服治蠱毒邪名醫所錄

名 胎禽

地 圖經曰生青田及揚州今處處有之其形似鸛而大竦身高脚項丹身白項有烏帶翼末有黑羽其唳清亮遠聞數里小雅云鶴鳴于九皐聲聞于野是也然有玄有黃有白有蒼白者堪用餘者次之穆天子傳云天子至巨蒐二氏獻白鶴之血以飲天子注云血益人氣力

時 生無時 採無時

色 白

味 鹹

性 平

氣 味厚於氣陰中之陽

臭 腥

羽蟲

孔雀屎

日華子云孔雀微毒

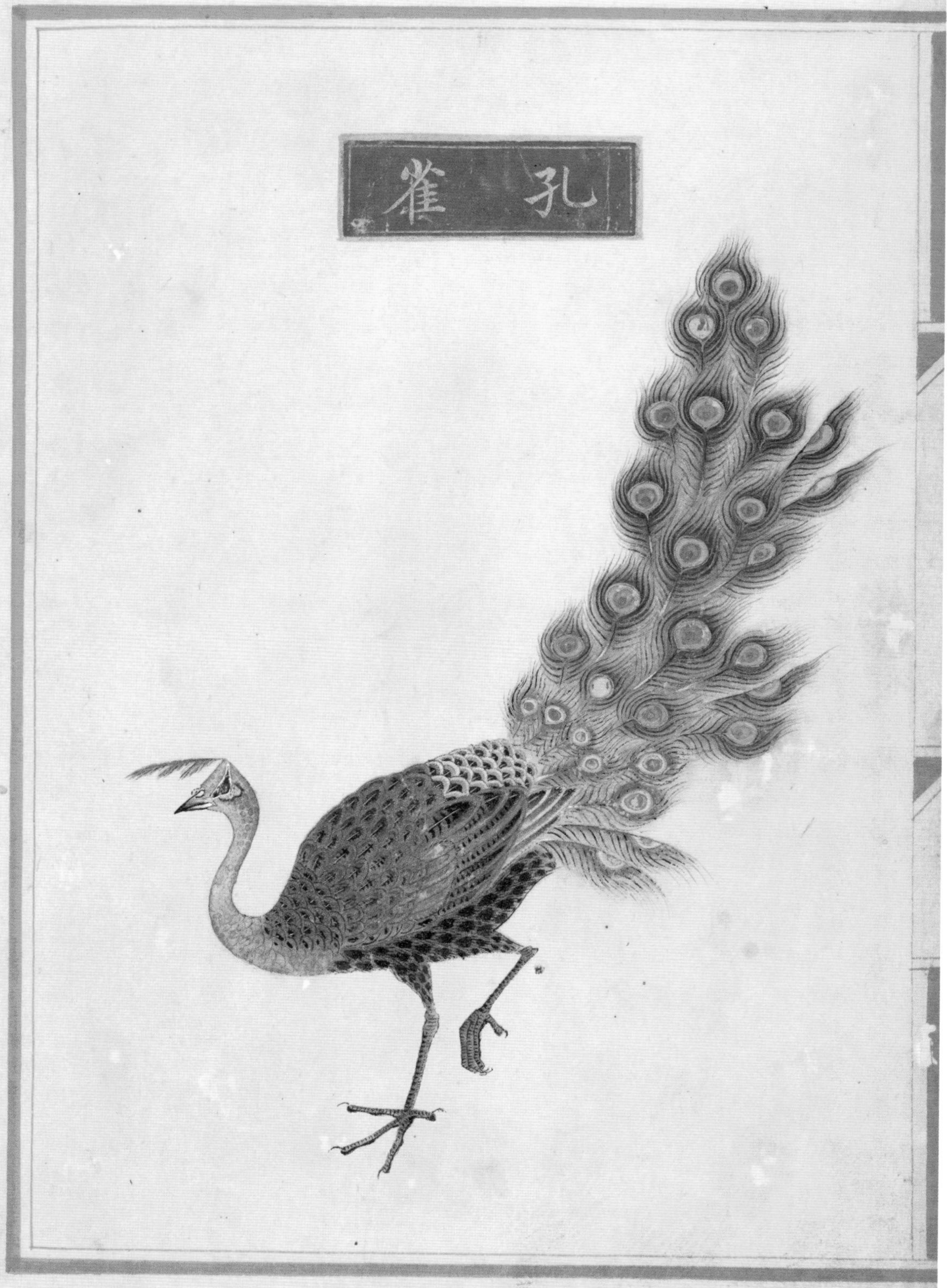
孔雀

孔雀屎主女子帶下小便不利 名醫所錄

地

陶隱居云 出廣益諸州方家不見用

唐本注云 交廣有劍南元無其屎堪入藥用

謹按埤雅云孔雀不必配合止以音影相接便孕亦與蛇偶禽經曰鵲見蛇則噪而貢孔雀見蛇則婉而躍博物志云孔雀尾多變色或紅或黃喻如雲霞其色無定人拍其尾則舞尾有金翠五年而後成始生三年金翠尚小初春乃生三四月後復凋其金翠亦與花萼同衰榮也其類有雌有雄雌者不冠尾短而無金翠雄者有冠尾長而

多金翠其性頗妬忌自矜其尾雖馴養已久遇婦人童子服錦彩者必逐而啄之每欲山棲先擇置尾之地欲生捕者候雨甚往擒之因其尾沾雨重不能高翔人雖至且愛其尾不復騫揚也人採其尾以飾扇惟生取則金翠之色不減南人取其尾者持刀預潛隱於叢竹處伺過即斬其尾若不即斷回頭一顧金翠無復光彩矣

時

生 無時

採 無時

用

屎 血肉

色

青白

味 肉鹹

性 屎微寒肉涼

氣 味厚於氣陰也

臭 臭

製 研細用

治 療 日華子云糞治崩中帶下及傅惡瘡

禁 尾入人眼則瞖入人耳則聾

解 肉解藥毒蠱毒○血生飲之解毒藥

羽蟲

鴟頭 無毒

卵生

鴟

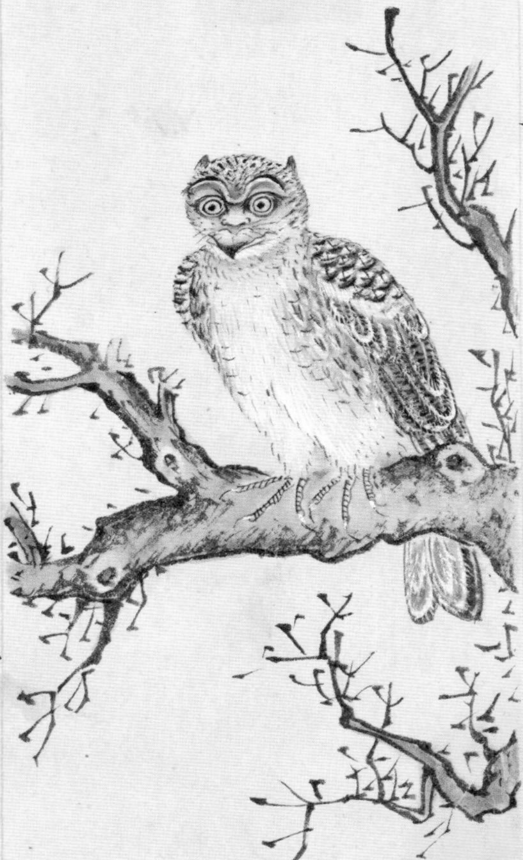

鴟頭主頭風眩顛倒癇疾 名醫所録

名

鴟鵂 隻狐 鳶

地

謹按埤雅云怪鴟即鵂鶹也猫目燕頷似鷹而白其鳴即雨為囮可以聚諸鳥晝無所見夜則飛㬮蚊䖟鵋䳢鬼車之類莊子所謂鴟鵂夜撮蚤察毫末晝則瞋目而不見丘山藍田吕氏曰惡聲之鷙鳥也有鵋䳢止翩彼飛鴞為梟為鴟此亦梟之類爾本經不載所出州土今處處有之

用

頭

色

蒼褐

味

鹹

性

平軟

味厚於氣陰中之陽

氣

治

療〔食療云〕肉治癲癇疾

合

飛鴟頭二枚合鈆丹一斤右二味末和蜜丸食後三丸治癲癇瘈瘲

羽蟲

鸂鶒無毒　卵生

鸂鶒

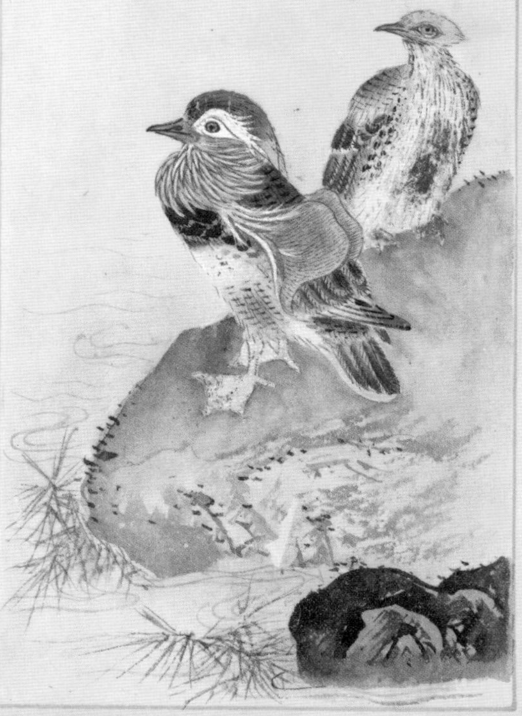

鸂鶒治驚邪食之主短狐可養亦辟之名醫所錄

地 圖經曰鸂鶒五色尾有毛如舡柂小於鴨臨海異物志曰鸂鶒水鳥食短狐蓋短狐即史記云蜮其形似鼈含沙射人為害者

謹按埤雅云沈約郊居賦所謂秋鷺寒鸂脩鷁短兕是也性食短狐在山澤中無復毒氣故淮賦云鸂鶒尋邪而逐害此鳥蓋溪中之勅邪逐害者故以名之如鳩之步罡鴷之畫印鸂鶒之勅蜾蠃之祝皆物之有術智者也然其溪游雄者左雌者右鵻群伍皆有式度也

時

生 無時

採 無時

用

肉

味

甘

性

平 緩

氣 氣厚於味陽中之陰

臭 腥

羽蟲

斑鷓 無毒 附青鷓

卵生

斑鷓

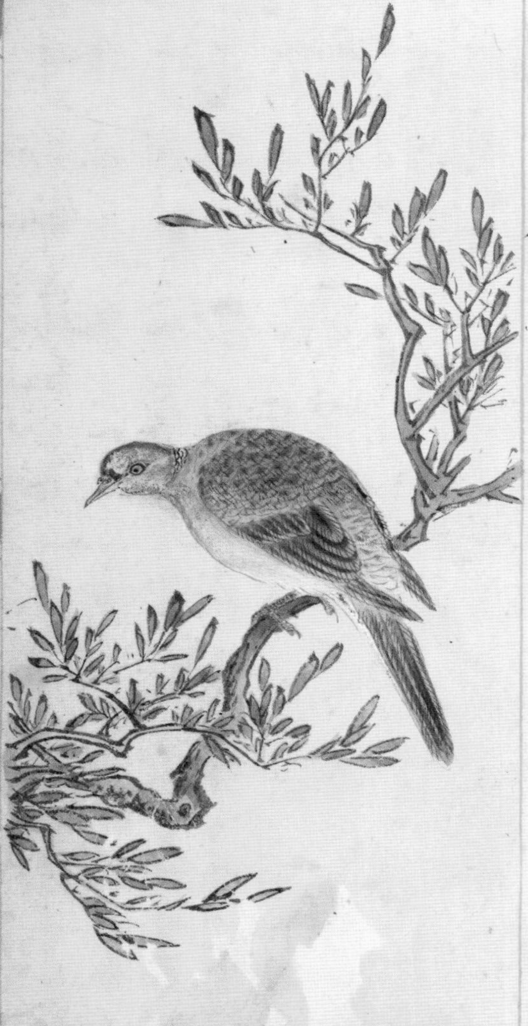

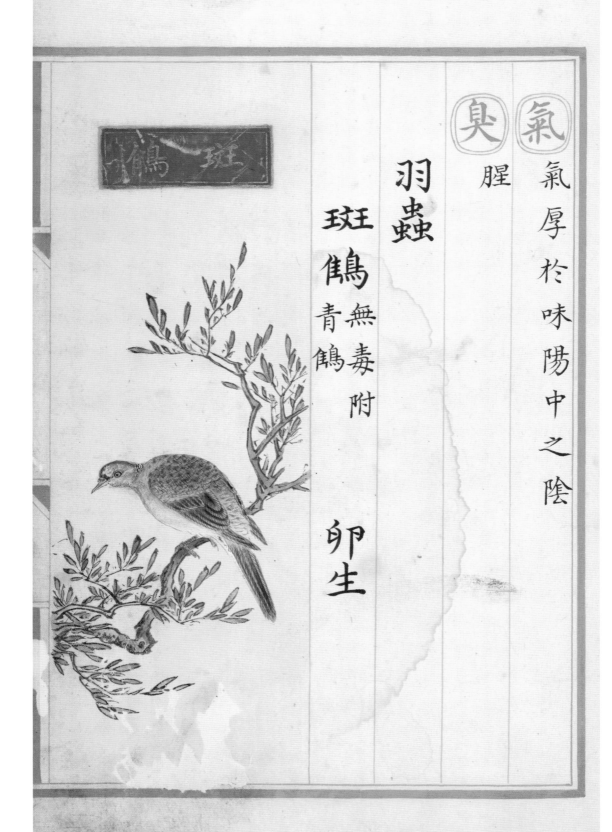

斑鵻主明目多食其肉益氣助陰陽○又有青鵻平無毒安五臟助氣虛損排膿治血并一切瘡癤癰瘻（名醫所錄）

【名】斑鳩　布穀　黃褐侯鳥

【地】圖經曰處處有之春分則化為黃褐侯秋分則化為斑鵻　衍義曰斑鵻即斑鳩也其性拙不能為巢詩云維鵲有巢維鳩居之正謂此也然有斑者有無斑者有灰色者有小者有大者鵻有此數色其用則一也經云能化人嘗養之數年並不見其春秋分化也

時 生春夏生 採無時

用 肉

色 灰紫

味 甘

性 平緩

氣 氣厚於味陽中之陰

臭 腥

治 補衍義曰久病虛損人食之補氣

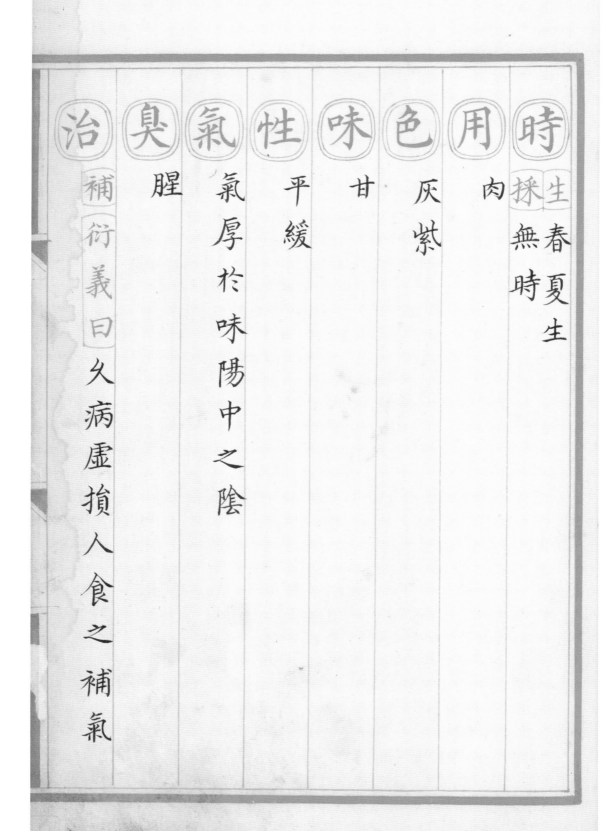

羽蟲

烏鴉 無毒

卵生

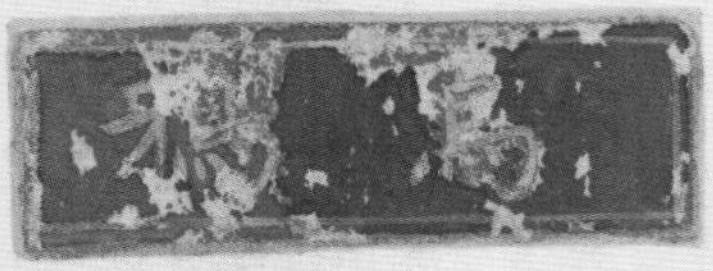

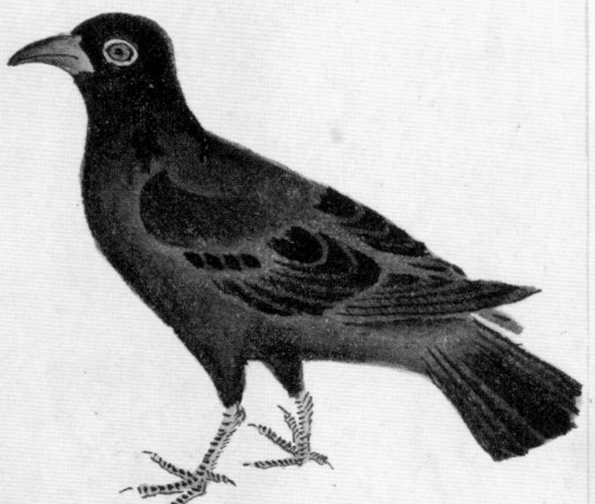

烏鴉治瘦欬嗽骨蒸勞臘月瓦瓶泥煨燒為灰飲下治小兒癇及鬼魅○目睛注目

中通治目

名醫所錄

地 圖經曰舊不著所出州土今在處有之

謹按此鳥大於慈鳥身喙盡黑其鳴啞啞故名之烏鴉也格物論云一種大喙白頸者南人謂之鬼雀其聲惡而致入所憎故俗以吉凶占之也

時 生無時 採臘月取

用 翅羽嘴足頭

質 類慈烏而大

色 黑

味 酸鹹

性 平

氣 味厚於氣陰也

臭 腥

主 小兒風癇大人骨蒸

製 燒灰用

治 療別錄云鴉頭治土蜂瘻以燒灰細研傅之

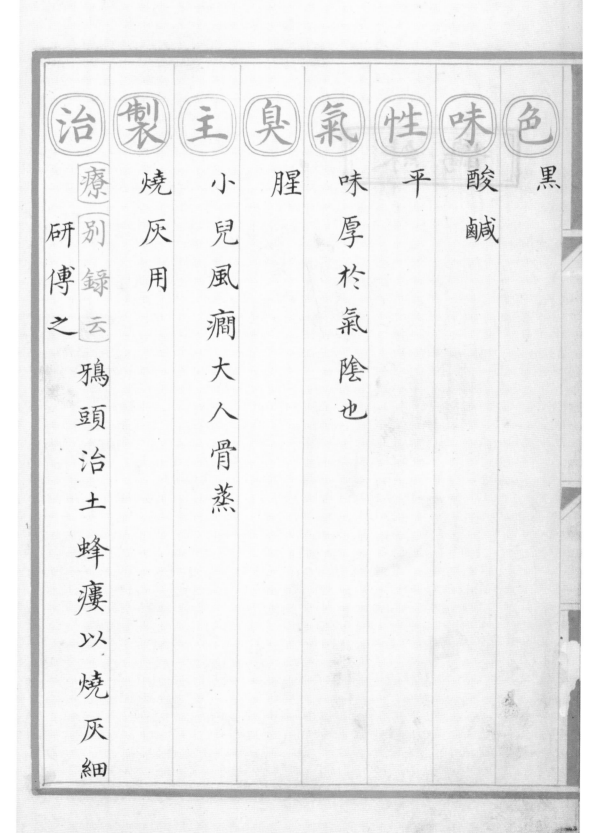

其翅羽七枚燒末合酒服治從高墮下瘀血脹心面青短氣者當吐出血即愈○烏鴉以臘月取翅羽觜足全者泥缶固濟大火燒鍛入藥治急風

羽蟲

練鵲

無毒

生卵

練鵲

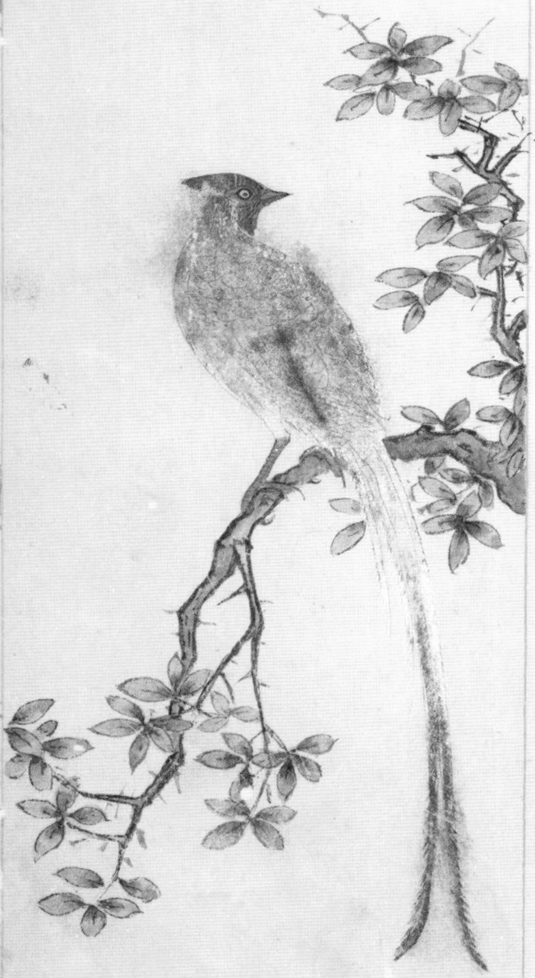

練鸛益氣治風疾冬春間取細剉炒令香袋盛於酒中浸每朝取酒温服之名醫所錄

地 圖經曰舊本不著所出州土今山林間處處有之形似鸜鵒眼赤而小雄者色白雌則灰褐其尾俱長嘴脚盡紅項頷微翠常與鴉鵲群飛人以網得之入藥唯食槐子者良

時 生無時 採冬春間取

質 類鸜鵒

色 灰褐

味 甘

性 温平

氣 氣之厚者陽也

臭 腥

製 細剉炒令香用

羽蟲

鴝鵒無毒

卵生

鴝鵒肉主五痔止血炙食或爲散飲服之

名醫所錄

地

唐本注云舊本不著所出州土江南多有之此鳥似鵙而有幘黑身金眼翅翎有白人於端午以東壁土撚其舌能效人言也

時 生 無時 採 臘月臘日取

用 肉

質 類鵙而有幘

色 黑

味 甘

性 平緩

氣 氣厚味薄陽中之陰

臭 腥

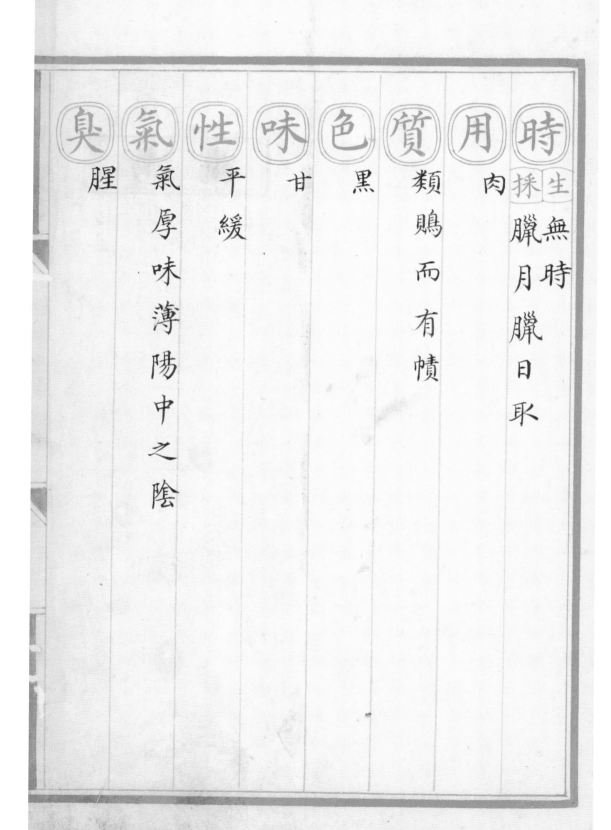

【主】止吃噫除久嗽

【製】食療云作羮食之或擣用

【治】療日華子云肉治老嗽及吃噫下氣須臘月取者炙食之

【合】臘月臘日取鴝鵒炙擣為末合白蜜丸服之治老嗽不瘥非臘日得者不堪用○目睛合乳汁研點眼甚明能見雲外之物

羽蟲

雄鵲 無毒 卵生

雄鵲主石淋消結熱名醫所錄

【名】飛駮鳥

【地】圖經曰舊不著所出州土今在處有之每遇冬至架巢春乃成之其巢最為完固此鳥不交惟是傳枝感氣育卵而生也用之燒作灰以石投中散

解者是雄也〔陶隱居云〕鳥之雌雄難別舊云其翼左覆右者是雄右覆左者是雌又燒羽作屑内水中沉者是雄浮者是雌今云投石恐止是鵲也餘鳥未必爾其腦五月五日取之亦入術家用

〔時〕〔生〕春夏〔採〕無時

〔用〕內腦

〔色〕黑白

〔味〕甘

〔性〕寒

氣 氣之薄者陽中之陰

臭 腥

主 消渴

製 燒灰或淋汁用

治 〔療〕圖經曰肉治風及大小腸澁四肢煩熱胷膈痰結〔陶隱居〕云雄鵲子下石淋燒作灰淋取汁飲之〔日華〕〔子〕云肉治消渴疾○鵲巢多年者燒灰療癲狂鬼魅及蠱毒亦傅瘻瘡

禁 婦人不可食

鸕鷀屎 有毒 附頭

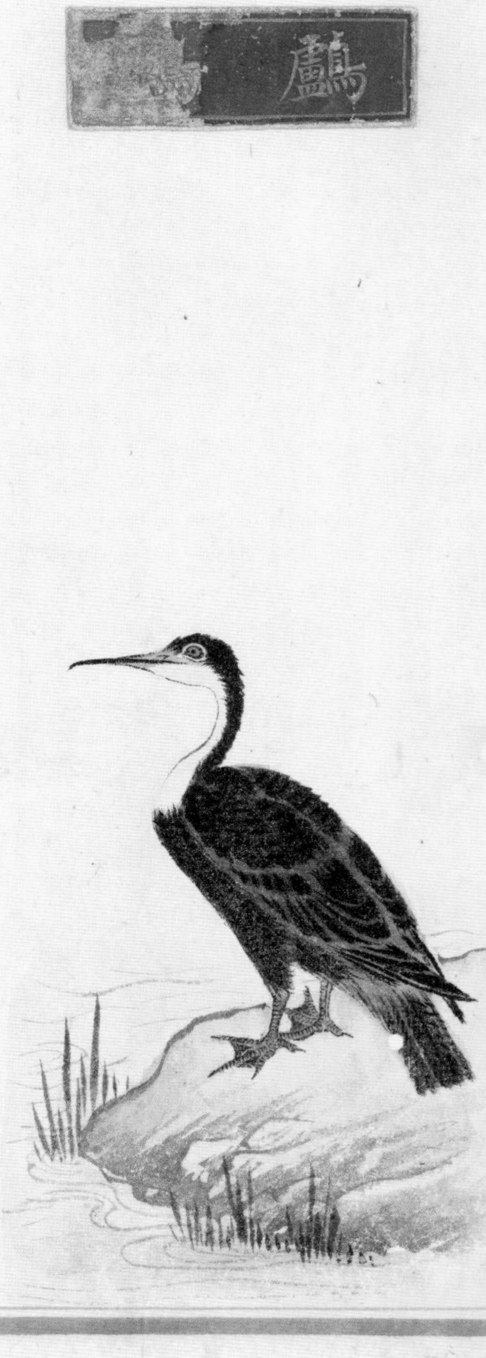

鸕鷀屎主去面黑鼾黶誌○頭微寒主鯁及噎燒服之 名醫所錄

名 蜀水花

地

圖經曰舊不載所出州土今水鄉皆有之此鳥胎生從口中吐雛如兔子類故杜臺卿淮賦云鸕鷀吐雛於八九鵁鶄銜翼而低昂是也產婦臨蓐令執之則易生其屎多在山石上紫色如花就石上刮取用之本經名蜀水花而唐之面膏方有用鸕鷀屎又用蜀水花者安得一物而兩用未知其的別有一種似鸕鷀而頭細背長項上有白者名曰白鮫不堪藥用

衍義曰此鳥不卵生口吐其雛今人謂之水老鵶巢於大木群集宿處常久則木枯以其糞毒也懷妊者不敢食蓋為口吐其雛又云執之易產二說相戾嘗官於澧州公宇後有大木一株其上有三四十巢日夕觀之既能

交合燕有卵殻布地其色碧豈得雛
吐口中是未目及蓋傳聞之誤也

【時】生 無時
採 無時

【用】屎

【色】紫

【性】冷

【氣】氣之薄者陽中之陰

【臭】腥

【製】研細用

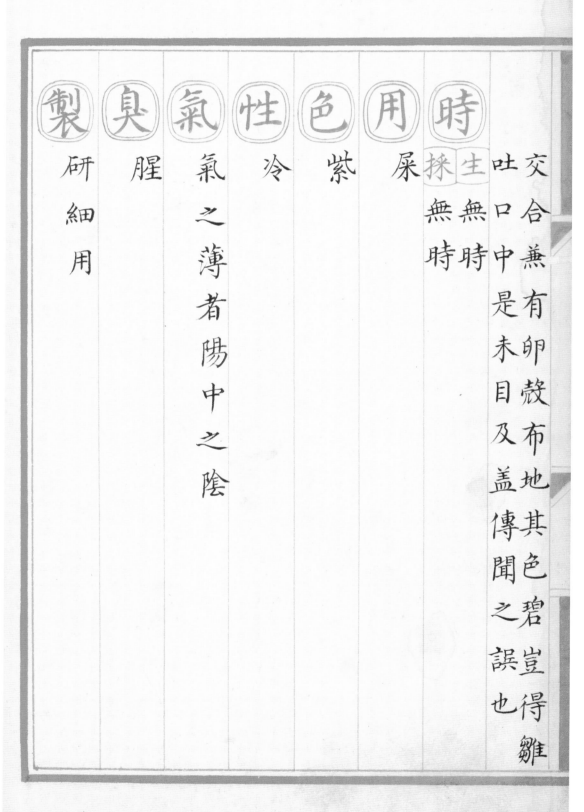

治 療陶隱居云骨治魚骨鯁別錄云糞燒灰水服方寸匕能斷酒

糞和脂油調傅面瘢疵及湯火瘡痕并丁瘡○屎乾碾為末炙豬肉點與小兒噉之治痱蚘○糞一合研以臘月豬脂和每夜傅鼻面酒皶皰

禁 肉懷妊不宜食

羽蟲

鸛骨 無毒

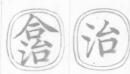

鸛

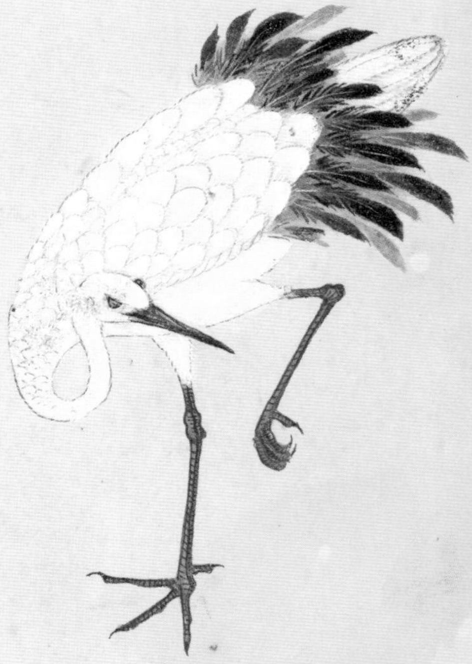

鸛骨主鬼蠱諸疰毒五尸心腹疾名醫所錄

地 陶隱居云鸛有兩種似鵠而巢樹者為白鸛黑色曲頸者為烏鸛入藥以白者良 衍義曰其巢棲殿吻上亦有鸛頭無丹項烏帶身如鶴者是惟不

善唳但以喙相繫而鳴也

時 生春夏 採無時

用 骨骼脚

色 白

味 甘

性 大寒

氣 氣之薄者陽中之陰

臭 腥

治 療 陶隱居云 脚骨及觜治喉痺飛尸蛇虺咬及小兒閃癖大腹痞滿並煑汁服之燒為黒灰飲服亦佳

合治 骨炙令黄末空心合煖酒服方寸匕治尸疰鬼疰腹痛

羽蟲

白鴿 無毒 卵生

白鴿肉主解諸藥毒及人馬久患疥○屎主馬疥一云犬疥人患疥食之立愈馬患疥入鬃尾者取屎炒令黄擣為末和草飼之又云鵓鴿暖無毒調精益氣治惡瘡疥并風

癈白癜癧瘍風炒酒服傅驢馬疥瘡亦可 名醫所錄

地 圖經曰舊不著所出州土今處處有之此鳥類鳩而大畜之能馴擕至數十里縱之亦能抵家乃禽中之靈者也其種羽色品類尤多而以純白者堪入藥用一種野鴿其形不殊但集巢於寺觀樓閣上其性不受人畜所謂左盤龍者是其屎也風藥多用之

時 生無時 採無時

用 肉屎

質 類鳩而大

色 白

味 鹹

性 平軟

氣 味厚於氣陰中之陽

臭 腥

治 療 別錄云白禿瘡以糞擣羅為散先以醋米泔洗了傅之立瘥

合 白鴿屎五合以好醋和如稀膏煑三兩沸日三傅之治頭極痒不痛生瘡

者白鴿毛糞燒灰以飲和服之治蠱○○白花鴿一隻切作小臠合土蘇煎含嚥汁治消渴飲水不知足○野鴿糞一兩炒微焦合麝香別研白朮各一分赤芍藥青木香各半兩柴胡三分延胡索一兩炒赤色去薄皮七物同為末溫無灰酒空心調一錢服治帶下排膿俟膿盡即止後服仍以他藥補血臟

禁 病者食之雖益恐多食減藥力

解 一切藥毒

羽蟲

百勞　卵生

百勞

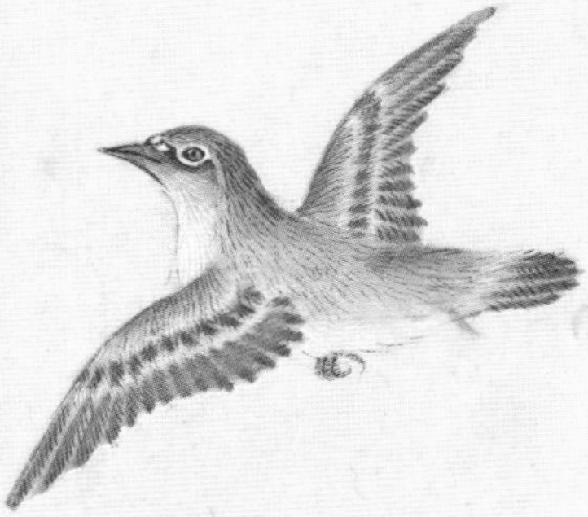

百勞毛主小兒繼病繼病毋有娠乳兒兒有病如癨痢他日亦相繼腹大或差或發他人相近亦能相繼北人未識此病懷妊

着取毛帶之又取其蹋枝鞭小兒令速語

名醫所錄

【名】鵙　慱勞　伯趙

【地】圖經曰舊不著所出州土今處處有之鄭禮注云鵙慱勞也其飛不能翺翔但竦翅上下而已月令鵙始鳴應陰氣之動陽氣爲仁義陰氣爲殘賊伯勞賊害之鳥也其聲鵙鵙故因其音而名之詩曰七月鳴鵙八月載績蓋倉庚知分鳴鵙知至故陽氣分而倉庚鳴可蠶之候也陰氣至而鵙鳴可績之候也或曰鵙鳴在上蛇盤不動鶪鳴在上蝟反不行金得伯勞之

血則昏鐵得鸊鵜之膏則瑩石得鵲髓則化銀得雉糞則枯凡物之相制有如此也

時 生春夏 採無時

用 毛

性 平

氣 氣之薄者陽中之陰

臭 腥

羽蟲

鶉 無毒

卵生

鶉

鶉主補五臟益中續氣實筋骨耐寒溫消結熱小豆和生薑煮食之止洩痢酥煎偏令人下焦肥四月勿食蝦蟆化為也

名醫所錄

羅鶉　早秋　白唐

名地

別録云鶉有兩種有丹有白江北田野處皆有之此鳥性淳惷不越橫草若遇小草橫於前即旋行避礙以其性淳厚之易熟故曰鶉也然鶉無常居而有常匹詩云鶉之奔奔言能不亂其匹本經云四月已前不宜食鶉以其蛙變故耳是時雨水絶無蛙聲人有得於水次者半為蛙張湛注云事見墨子斯不謬矣月令云田鼠化為駕素問云駕鶉也蓋物之變非一揆也衍義曰鶉有雌雄從卵生何言化也其說甚容易嘗於田野屢得其卵初生謂之羅鶉至初秋謂之早秋中秋已後謂之白唐然一物四名當

悉書之

時 生夏生 採冬取

用 肉

色 赤黃白

味 甘

性 温平

氣 氣厚於味陽中之陰

臭 腥

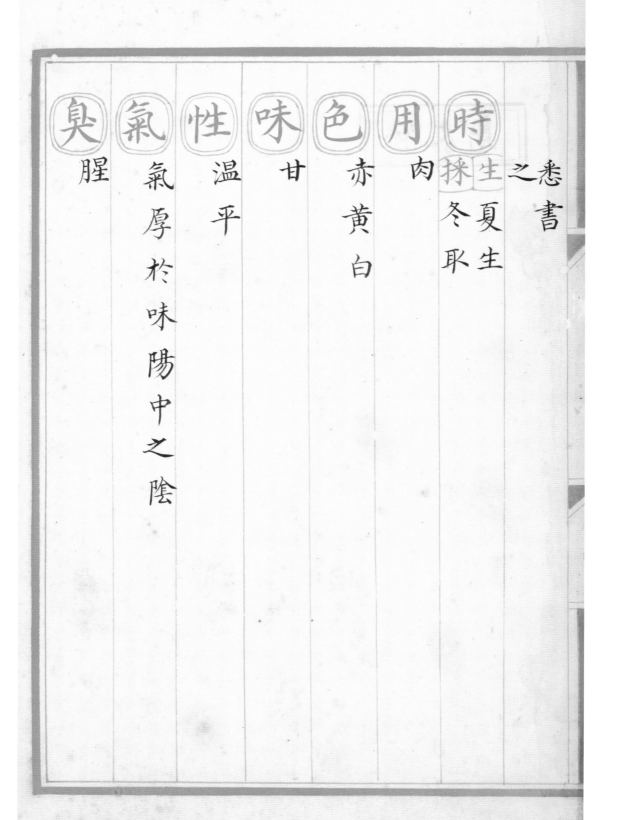

治療衍義曰治小兒患疳及下痢五色
旦食之有効

忌與豬肉同食令人生小黑子和菌子
食之令人發痔

羽蟲

啄木鳥 無毒

卯生

啄木鳥主痔瘻及牙齒疳䘌蚛牙 名醫所錄

地

圖經曰啄木即鴷鳥也有大有小有褐有斑褐者是雌斑者是雄剛爪利觜吉長寸餘而有利鍼穿木食蠹俗云此鳥善為禁法能曲爪書地為印則穴之塞自開飛輒以翼墁之此乃物之有智術者也今人鼠竊用其印以發扃鑰荊楚歲時記云野人以五月五日得啄木貨之主齒痛古今異傳云本雷公採藥吏化為此鳥淮南子云斲木愈齲信𢦏又有青黑者黑者頭上有紅毛生山中土人呼為山啄木大如鵲也

時

生 無時

採 無時

【用】觜肉

【性】平

【氣】氣之薄者陽中之陰

【臭】腥

【主】齒痛

【製】燒灰研細用

【治】〔療〕別錄云其舌尖治蛀牙有孔疼痛用綿裹咬於患處〇啄木鳥燒為末內蚛牙孔中不過三次即愈

合治

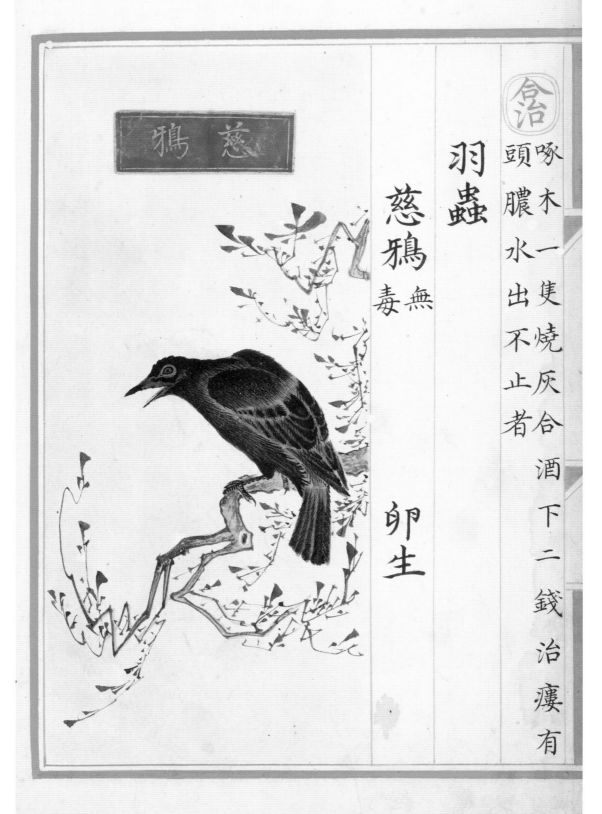

啄木一隻焼灰合酒下二錢治瘻有頭膿水出不止者

羽蟲

慈鴉 無毒 卵生

慈鴉

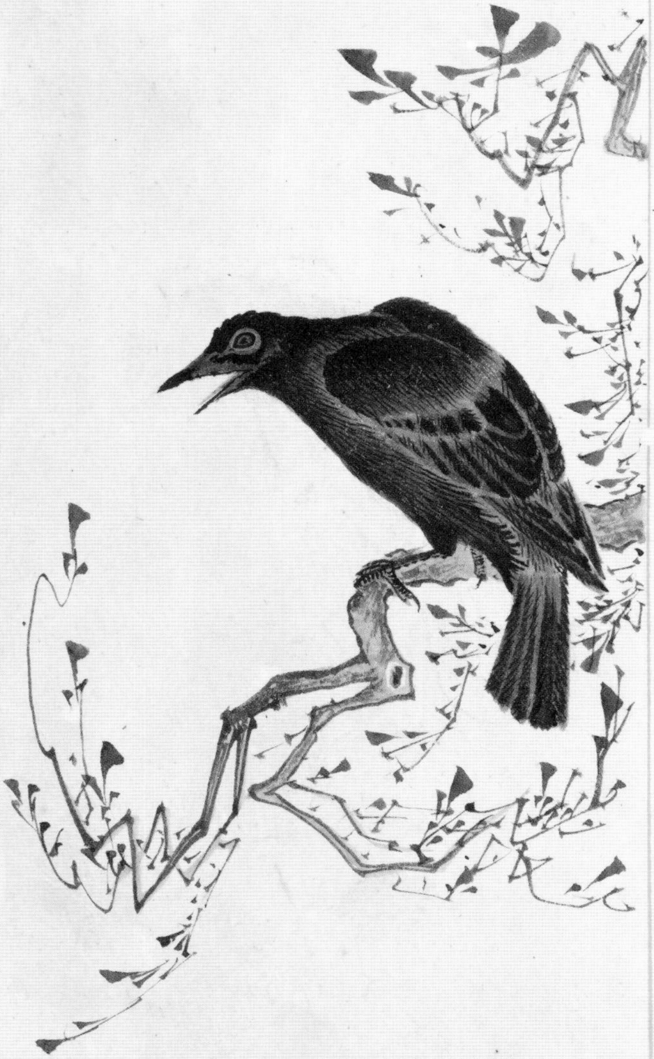

慈鴉補勞治瘦助氣止欬嗽骨蒸羸弱者和五味淹炙食之良 名醫所錄

名 慈烏 寒鴉

地 圖經曰舊本不著所出州土今處處有之惟北地極多此鳥似烏而小多集群飛作鵶鴉聲而能反哺故名慈鴉其肉不作膻臭即今之寒鴉也

謹按埤雅云純黑而反哺者謂之烏小而腹下白不反哺者謂之雅烏白項而群飛者謂之燕烏也

用 肉目睛

質 類烏鴉而小

色 黑

味 酸鹹

性 平

氣 味厚於氣陰也

臭 腥

主 止嗽補羸弱

合 合五味醃炙食之治瘦病咳嗽骨蒸

羽蟲

鶻嘲無毒　卵生

鶻嘲主助氣益脾胃頭風目眩煑炙食之頓盡一枚至驗名醫所錄

名

鸜鵊　鶻鵃　鶻鵰

地

圖經曰其鳥南北皆有似鵲尾短黃色多聲在深林間飛翔不遠北人名鸜鵊東京賦云鶻嘲春鳴或呼為骨鶻也

謹按埤雅云鶻拳堅處大如彈丸俯擊鳩鴿食之鳩鴿中其拳隨空中即側身自下承之捷於鷹隼舊言鶻有義性杜甫所賦義鶻行是也冬撮鳥之盈握者夜以燠其爪掌左右易之旦即縱去其在東矣則是日不東嚮搏物南北亦然蓋其義性有擒有縱如此凡鳥朝鳴曰嘲夜鳴曰咬禽經曰林棲之鳥多朝鳴水宿之鳥多夜叫此鳥朝

鳴故謂之鶻嘲也

時
生 春夏
採 無時

用 肉

質 類鶻而尾短

色 灰褐

味 鹹

性 平軟

氣 味厚於氣陰中之陽

臭
腥

主
頭風目眩

製
煑炙用

治
療圖經曰肉治江東人呼頭風為瘇頭先從兩項邊筋起直上入頭目眩頭悶者是

羽蟲

鵜鶘無毒
卵生

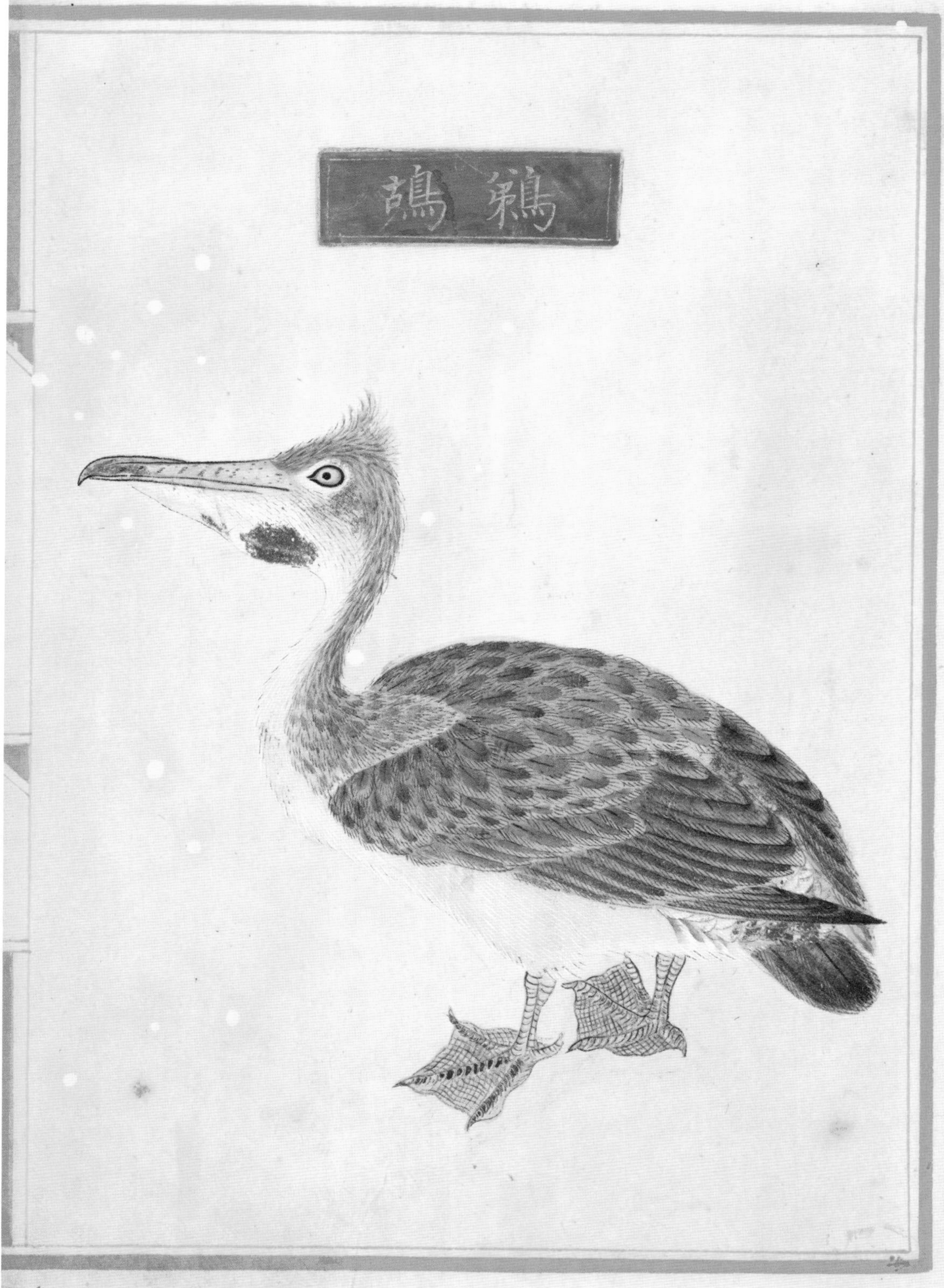
鵜鶘

鵜鶘嘴主赤白久痢成疳者燒為黑末服

一方寸匕 名醫所錄

名 逃河

地 圖經曰舊不載所出州土今江北水澤間皆有之此鳥大如蒼鵝頷下有皮袋容數升物展縮由袋中盛水以養魚其性好群飛沉水食魚若遇小澤有魚各以頷下胡去水令水竭魚露乃共食之身是水沫惟胸前有兩塊肉如拳云昔人竊肉入河化為此鳥今猶有肉因名逃河詩云維鵜在梁不濡其味竹救切鄭云鵜鶘味喙也言愛其嘴其油能透入肌骨故膏藥

中多

用之

時 生春夏

採無時

收 油以諸器不能盛貯惟以此鳥順下

皮袋盛之則不漏

用 觜及油

質 類蒼鵝而大頷下有囊

色 灰白

味 鹹

性 平軟

氣 味厚於氣陰中之陽

臭 腥

製 觜燒灰為末用

羽蟲

鴛鴦 有小毒

卵生

鴛鴦

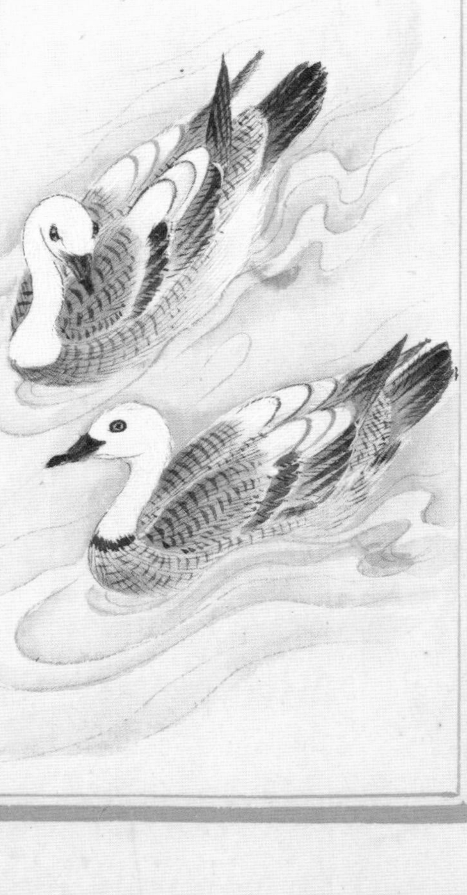

鴛鴦肉 主諸瘻疥癬病以酒浸炙令熱傅瘡上冷更易名醫所錄

謹按格物論云鴛鴦文禽也類鳧毛有文彩和鳴多好音雌雄並飛未嘗相離人得其一則一相思而死故謂之匹鳥也

名 匹鳥　鄧木鳥鴦也

時 生 春夏　採 無時

用 肉

質 類鳧

色 彩

味 鹹

性 平軟

氣 味厚於氣陰中之陽

【臭】腥

【治】【療】食療云肉食之則令人美麗及治夫婦不和作羹臛私與食之立相愛也【別錄】云鄭木鳥治齒痛

【合】肉合清酒炙食之治瘻瘡○鴛鴦一隻煮令極熟細細切合五味醋食之治五痔瘻瘡作羹亦妙

【禁】肉多食令人患大風

羽蟲

天鵝 無毒

卵生

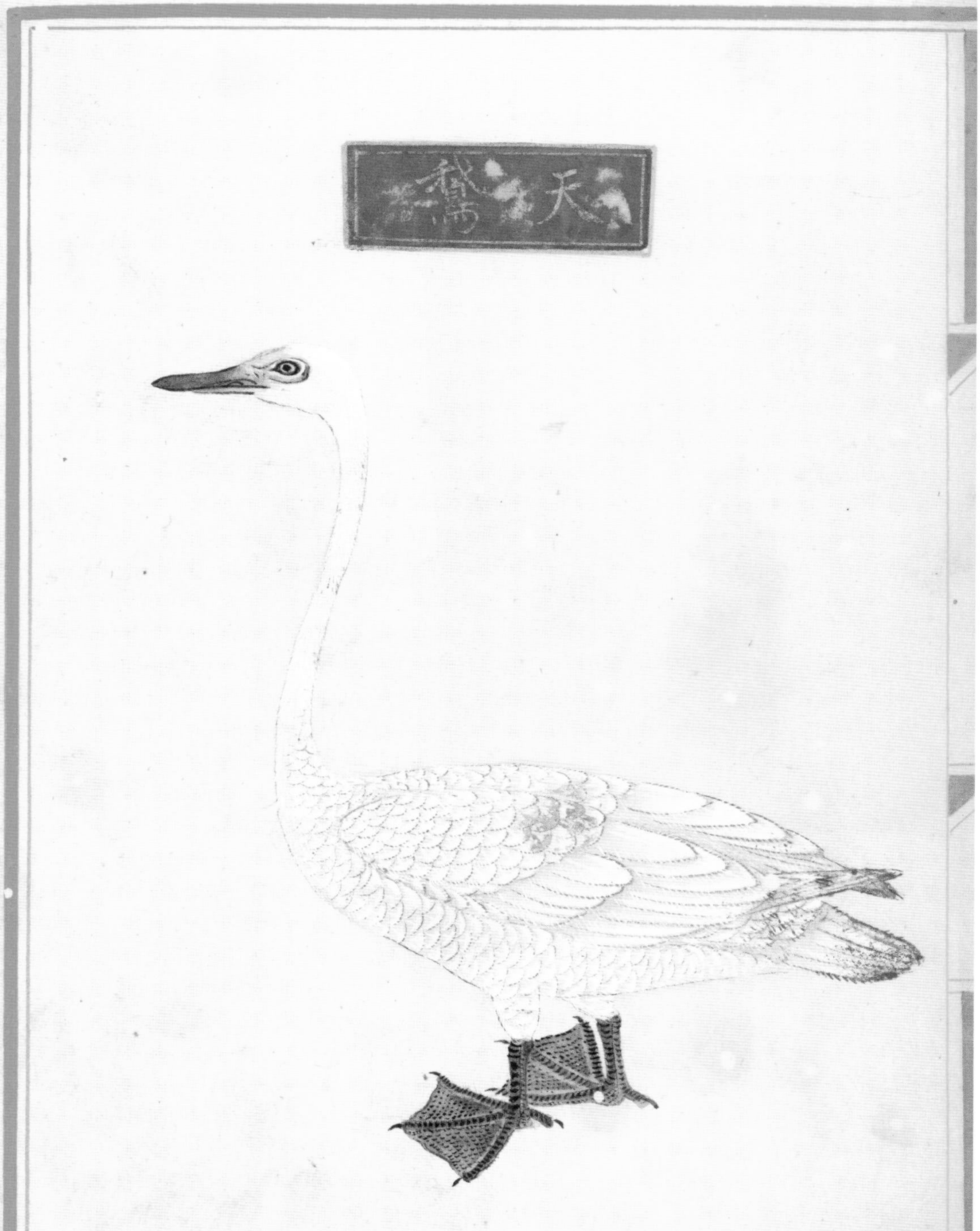
天鵞

天鵝主補中益氣 今補

謹按此種出江淮間水澤處多有之狀似家鵝而大觜黑頂黄其頸細長足黑毛白俗謂之金頭鵝以大者為上小者次之又有花者亦有不能鳴者飛則翎響其肉微腥皆不及金頭為勝也

地

時 生春夏無時 採

用 肉

色 白

味 甘

性 熱

氣 氣之厚者陽也

臭 腥

羽蟲

鵓 無毒

卵生

鴇

鴇肉主補益人今補

謹按埤雅云此鳥似鴈而足無後指亦無舌性不木止毛有豹文故名獨豹肉雖麤而味美遇鷙鳥能激糞禦之著其毛悉脫其群居如鴈自然而

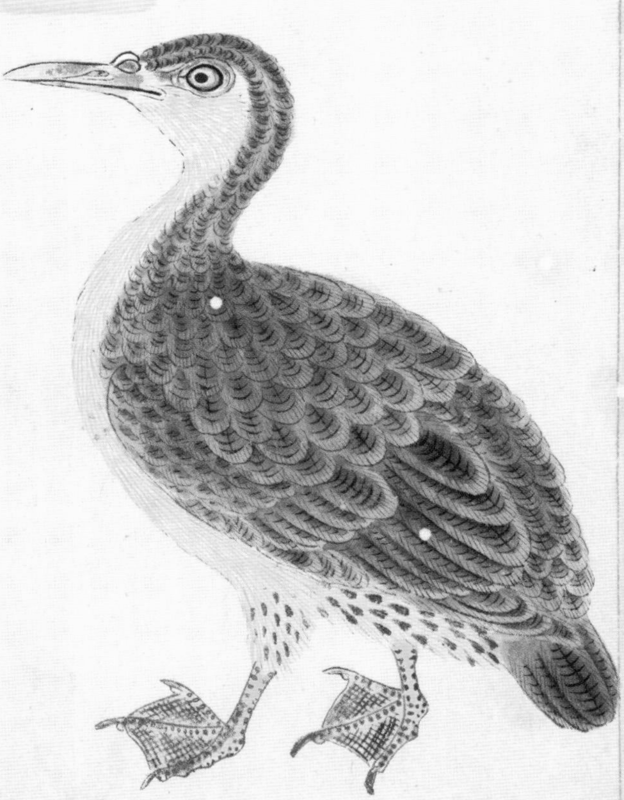

有行列詩曰肅肅鴇
行集于苞桑是也

時 生春夏
採無時

用 肉

色 斑

味 甘

性 平

氣 氣厚於味陽中之陰

臭 腥

羽蟲

嶋⿰老鳥 無毒

卵生

嶋⿰老鳥

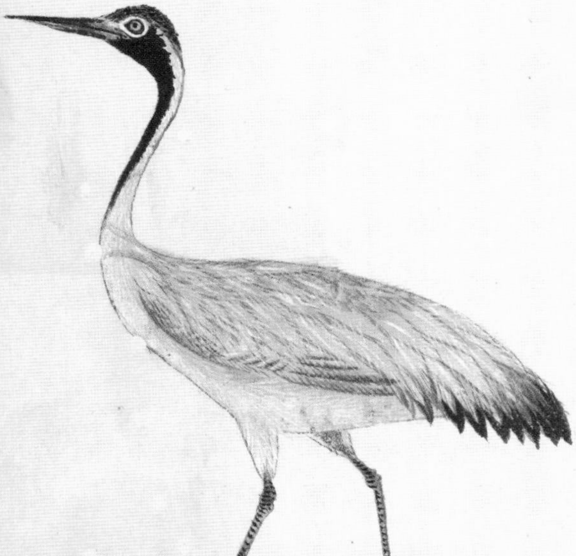

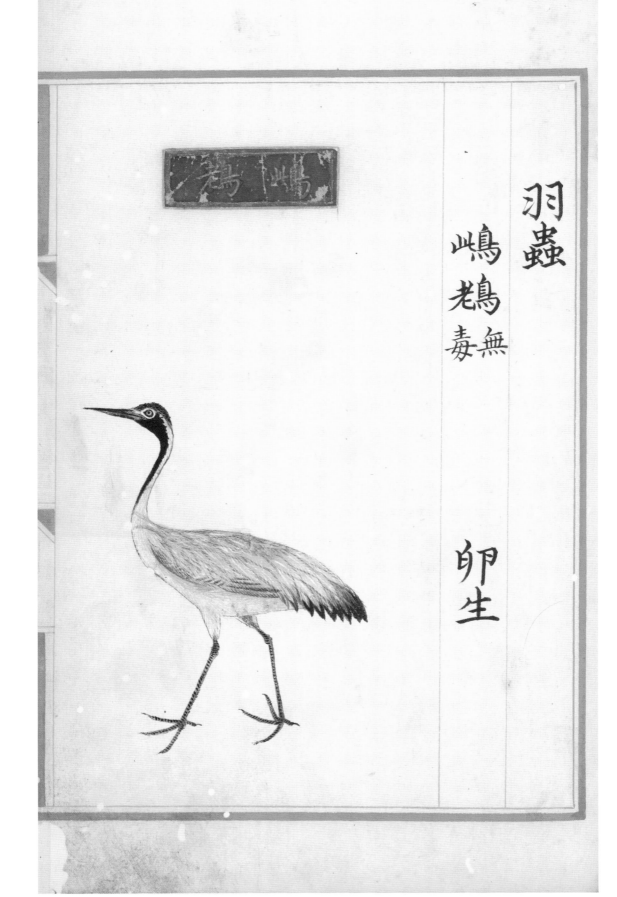

嶋鵜主補中益氣食之甚有益人〇髓味甘美補精髓今補

地謹按此鳥舊本不載今考其形似鶴而小灰色赤頰項有白帶然有數種有白嶋鵜黑頭嶋鵜胡嶋鵜其味皆不同也今處處田澤中有之

時〔生〕春夏〔採〕無時

用肉髓

質類鶴而小

色灰褐

味 甘

性 温緩

氣 氣之厚者陽也

臭 腥

製 炙食之味尤美

羽蟲

水札 無毒

卵生

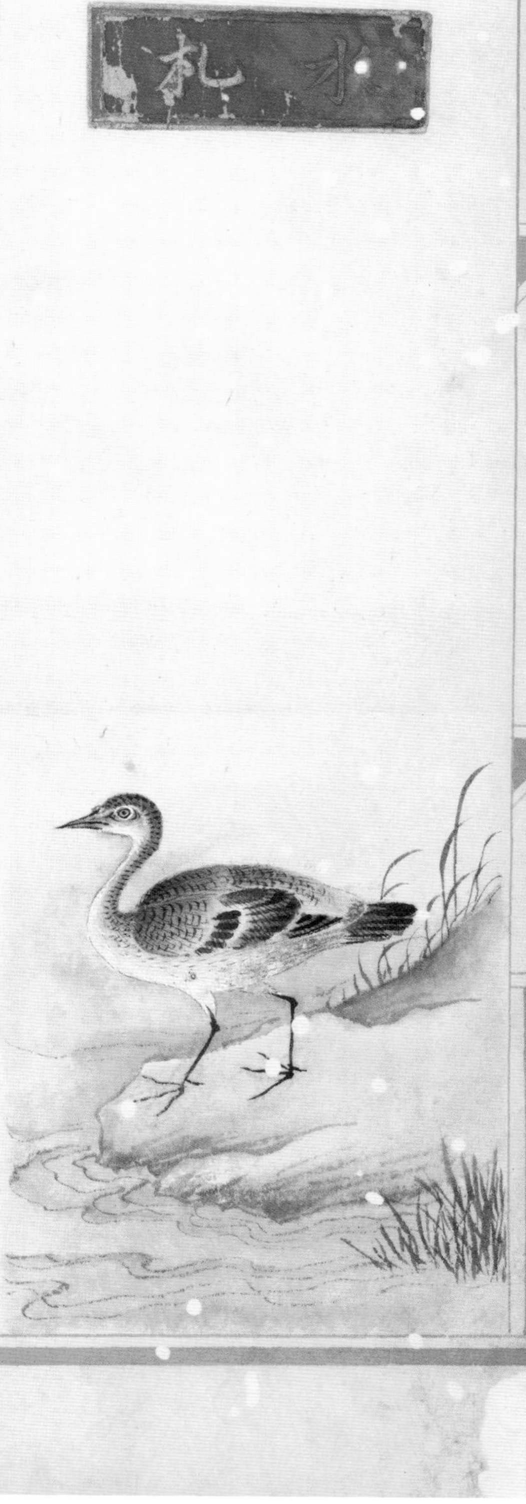

水札主補中益氣宜炙食甚美今補

【地】謹按舊本不載所產今池澤水田多有之其形似水雞小而尖喙長頸短尾蒼赤色飛躍水面能捕魚食者也

【時】
生無時
採無時

用　肉
色　蒼赤
味　甘
性　平
氣　氣之薄者陽中之陰
臭　腥

八種陳藏器餘

布穀脚腦骨令人夫妻相愛五月五日收

帶之各一男左女右云置水中自䏻相隨
又江東呼為郭公北人云撥穀一名穫穀
似鷄長尾爾雅云鳲鳩注云今之布穀也
牝牡飛鳴以翼相拂禮記云鳴鳩拂其羽
鄭注云飛且翼相擊
蚊母鳥翅主作扇蚊即去矣鳥大如雞黑
色生南方池澤茹藘中其聲如人嘔吐每
口中吐出蚊一二升爾雅云鷏蚊母注云

常說常吐蚊蚊雖是惡水中蟲羽化所生
然亦有蚊母吐之猶如塞北有蚊母草嶺
南有蝱母草江東有蚊母鳥此三物異類
而同功也
杜鵑初鳴先聞者主離別學其聲令人吐
血於厠溷上聞者不祥猒之法當為狗聲
以應之俗作此說按荆楚歲時記亦云有
此言乃復古今相會鳥小似鷂鳴呼不已

蜀王本記云杜宇為望帝淫其臣鼈靈妻
乃亡去蜀人謂之望帝異苑云杜鵑先鳴
者則人不敢學其聲有人山行見一群聊
學之嘔血便殞楚詞云鶗鴂鳴而草木不
芳人云口出血聲始止故有嘔血之事也
鵋目無毒吞之令人夜中見物又食其肉
主鼠瘻古人重其炙固當肥美內則云鵠
鴞胖其一名梟一名鵩吳人呼為魌魂惡

聲鳥也賈誼云鵩似鴞其實一物入室主
人當去此鳥盛午不見物夜則飛行常入
人家捕鼠周禮硩蔟氏掌覆妖鳥之巢注
云惡鳴之鳥若鴞鵩也
鉤鵅音革入城城空入宅宅空怪鳥也常在
一處則無若聞其聲如笑者宜速去之鳥
似鵄有角夜飛晝伏爾雅云鵅鵋欺注云
江東人呼謂之鉤鵅北土有訓胡二物相

似狆亦有其類訓胡聲呼其名兩目如猫
兒大於鵂鶹乃云作笑聲當有人死又有
鵂鶹亦是其類微小而黄夜能入人家拾
人手爪知人吉凶張司空云鵂鶹夜鳴人
剪爪棄露地鳥拾之知吉凶鳴則有殃五
行書云除手爪埋之户内恐此鳥得之也
爾雅云鵋鵙欺人獲之者於嗉中猶有爪
甲莊子云鵄鵂夜撮蚤察毫釐晝則瞑目

不見丘山言殊性也
姑獲䲧收人𩲡𩲡令人一云乳母鳥言產
婦死變化作之䲧取人之子以為巳子胸
前有兩乳玄中記云姑獲一名天帝少女
一名隱飛一名夜行遊女好取人小兒養
之有小子之家則血點其衣以為誌今時
人小兒衣不欲夜露者為此也時人亦名
鬼鳥荊楚歲時記云姑獲一名鉤星衣毛

為鳥脫毛為女左傳云鳥鳴于亳杜注云
譆譆音希是也周禮庭氏以救日之弓救月
之矢射之即此鳥也
鬼車晦瞑則飛鳴能入人室收人魂氣一
名鬼鳥此鳥昔有十首一首為犬所噬今
猶餘九首其一常下血滴人家則凶夜聞
其飛鳴則捩狗耳猶言其畏狗也亦名九
頭鳥荊楚歲時記云姑獲夜鳴聞則捩耳

乃非姑獲也鬼車鳥耳二鳥相似故有此
同白澤圖云蒼鸆昔孔子與子夏所見故
歌之其圖九首
諸鳥有毒凡鳥自死目不閉者勿食鴨目
白者殺人鳥三足四距殺人鳥六指不可
食鳥死足不伸不可食白鳥玄首玄鳥白
首不可食卵有八字不可食婦人妊娠食
雀腦令子雀目凡鳥飛投人其口中必有

物援毛放之吉也

本草品彙精要卷之五

本草品彙精要卷之二十六

蟲魚部上品

一十種神農本經朱字

六種名醫別錄黑字

一種唐本先附注云唐附

二種宋本先附注云宋附

八種食療餘

二十三種陳藏器餘

已上總五十種

内五種今增圖

石蜜　蜂子 大黃蜂土蜂附　蜜蠟 白蠟附今增圖

牡蠣　龜甲 今增圖　秦龜 龜屎龜筒附

真珠 宋附　瑇瑁 宋附龜鼊附　桑螵蛸

石决明　海蛤　文蛤 今增圖

魁蛤 今增圖　蠡魚 音禮　鮧魚 音夷

鯽魚 唐附　鱓魚 音善　鮑魚 今增圖

鯉魚膽 肉骨齒附

八種食療餘

時魚　黃頼魚　比目魚

鱭魚　鯸鮧魚　鯮魚

黃魚　魴魚

二十三種陳藏器餘

鱘魚　鱁鮧魚　文鷂魚

牛魚　海豘魚　杜父魚

海鷂魚　鮠魚　鞘魚

鱣魚　石鮅魚　魚鮓

魚脂　鱠　昌侯魚

鯇魚　䲅魚　魚虎

䱋魚　鯢魚　諸魚有毒

水龜　瘧龜

本草品彙精要卷之六

蟲魚部上品

石蜜 無毒

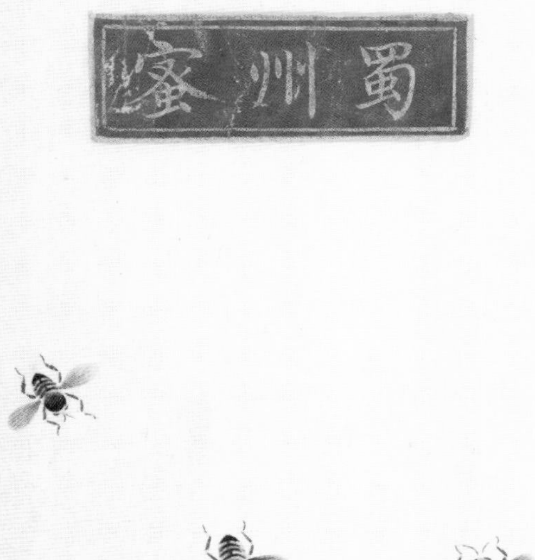

石蜜 出神農本經 主心腹邪氣諸驚癇痓安五臟諸不足益氣補中止痛解毒除衆病和百藥久服強志輕身不饑不老 以上朱字神農本經

養脾氣除心煩食飲不下止腸澼肌中疼痛口瘡明耳目延年神仙 以上黑字名醫所錄

名 黃連蜜 石飴 土蜜 木蜜 梨花蜜 崖蜜 巖蜜 食蜜 檜花蜜 白蜜 何首烏蜜 白沙蜜 山蜜

苗 圖經曰生武都山谷及河源諸山谷中今川蜀江南嶺南處處皆有之石

蜜即崖蜜也其蜂黑色似䖟作房於巖崖高峻處或石窟中人不可到但以長竿刺令蜜出以物承之多者至三四石味醇色綠入藥勝於他蜜張司空云山郡幽僻處出蜜所著絕巖石壁非攀緣所及惟於山頂藍轝自垂掛下遂得採取蜂去餘蠟著石有鳥如雀羣飛來啄之殆盡至春蜂歸如舊人亦占護其處謂之蜜塞其鳥謂之靈雀其蜜即今之石蜜也亦有木中作者有土中作者北方地燥多在土中南方地濕多在山林木上作房亦有一種在人家作窠檻收養之其蜂甚小而微黃蜜皆濃厚而味美又近世宣州有黃連蜜色黃味小苦雍洛間有梨花蜜如凝脂亳州太清

宮有檜花蜜色小赤南京柘城縣有
何首烏蜜色更赤並以蜂採其花作
之各隨其花色而性
之温凉亦相近也
謹按石蜜出山巖石窟中經二三
年者則氣味醇厚而色白白愈久
不變故本經云白如膏者良今人
家作房於簷楣間蓄養者一歲春
秋二取之則蜜居房日少氣味不
足而色黃所以不逮白者過夏則
酸壞矣此種由作窩於石崖
中而成故稱其為石蜜也

時

生 無時

採 八九月取

收 甆器盛貯

用 白如膏者良
色 黄白
味 甘
性 平微温緩
氣 氣厚於味陽中之陰
臭 香
主 安五臟潤腸胃
反 葱

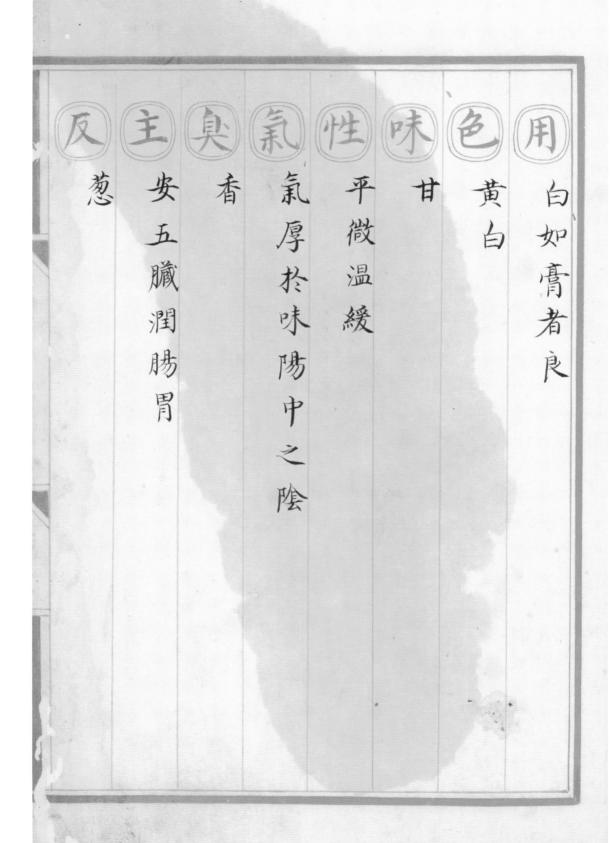

【製】雷公云凡煉蜜一斤只得十二兩半或一分是數若火少火過並用不得

【治療】陳藏器云主牙齒疳䘌脣口瘡目膚赤障殺蟲藥性論云白蜜療卒心痛及赤白痢水和作蜜漿頓服一椀即止食療云除心肚痛血刺腹痛點目中去熱膜別錄云食諸魚骨并雜物骾及誤吞錢稍稍服之即下又治虛弱人大便不通蜜導法以四兩微火煎可丸捻作挺子如手指大令納穀道中須臾即通

【合治】合生薑汁各一合水和頓服之主赤白痢○合浸大青葉含之治口瘡○以一斤合生薑二斤取汁先下蜜於鐺中次下薑汁於蜜中微火煎以薑

汁盡為度治患癩三十年者平旦服棗許大一丸一日三服酒飲任下忌生冷醋滑臭物功用甚多○合甘草煎塗陰頭生瘡○合升麻煎治天行斑發瘡頭面及身須臾周匝狀如火瘡皆戴白漿隨決隨生不即療之數日必死先用蜜通摩瘡上後用此頻頻拭之効○合竹中白膜貼火灼成瘡○合茯苓末塗面黑七日便瘥○以一升合豬膽一枚相和微火煎令可丸捻長三寸作挺塗油內穀道中治肺熱肛門塞腫縮生瘡令卧覺後重須臾通泄

忌

七月勿食生蜜若食則暴下發霍亂不宜與薤白相和食生諸風

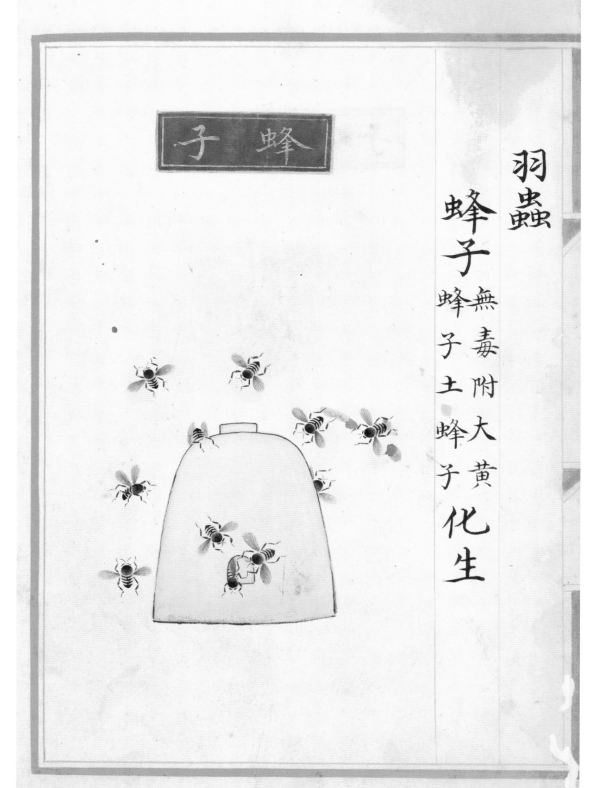

羽蟲

蜂子 無毒附大黄蜂子土蜂子 化生

蜂子

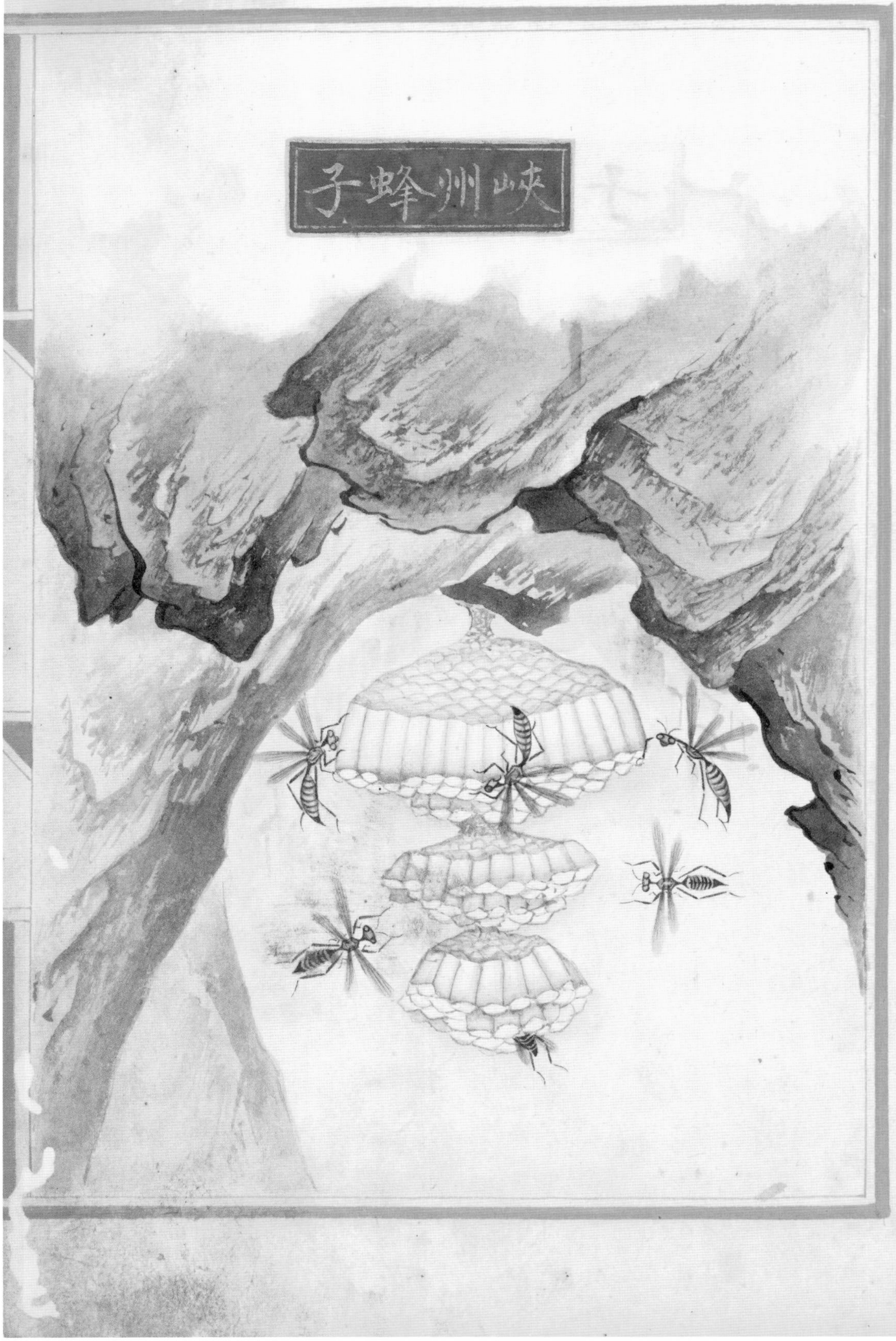
峡州蜂子

蜂子 出神農本經 主風頭除蠱毒補虛羸傷中

久服令人光澤好顏色不老○大黃蜂子

主心腹脹滿痛輕身益氣○土蜂子主癰

腫 以上朱字神農本經 蜂子治心腹痛大人小兒腹

中五蟲口吐出者面目黃輕身益氣○大

黃蜂子乾嘔○土蜂子嗌痛 以上黑字名醫所錄

名 蜚零

地 圖經曰 生武都山谷今處處有之蜂

子即蜜蜂子也在蜜脾中如蛹而白

一種大黃蜂子即人家屋上作房及大木間㑷（音侯）𪒠（音婁）蜂子也嶺南人亦作饌食之蜂並黃色比蜜蜂更大又有土蜂子即穴土居者其蜂最大螫人或至死郭璞注爾雅土螽云今江東呼大螽在地中作房者為土螽啖其子即馬螽荊巴間呼為蟺（音憚）又注木螽云似土螽而小在木上作房江東人亦呼木螽人食其子然則三蜂子皆可食大抵蜂類皆同故其性効不遠矣

時

生 二月

採 三四月取

收 暴乾

用　頭足未成者
色　白
味　甘
性　平微寒
氣　氣之薄者陽中之陰
臭　腥
主　丹毒風瘮腹內留熱
反　畏黃芩芍藥牡蠣

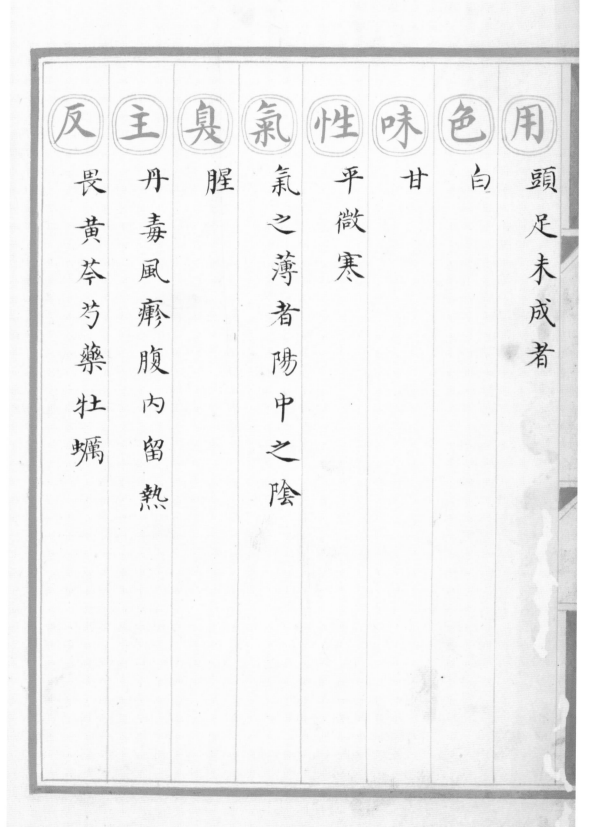

【製】以鹽拌炒乾

【治】[療陳藏器云]治大小便澀去浮血婦人帶下及下乳汁

【合】合酒漬以傅面皯白○土蜂赤黑色者燒末合油和傅蜘蛛咬瘡此物能食蜘蛛亦取其相伏也

【解】冬瓜苦蕒生薑紫蘇以制蜂毒

蜜蠟 無毒 附白蠟

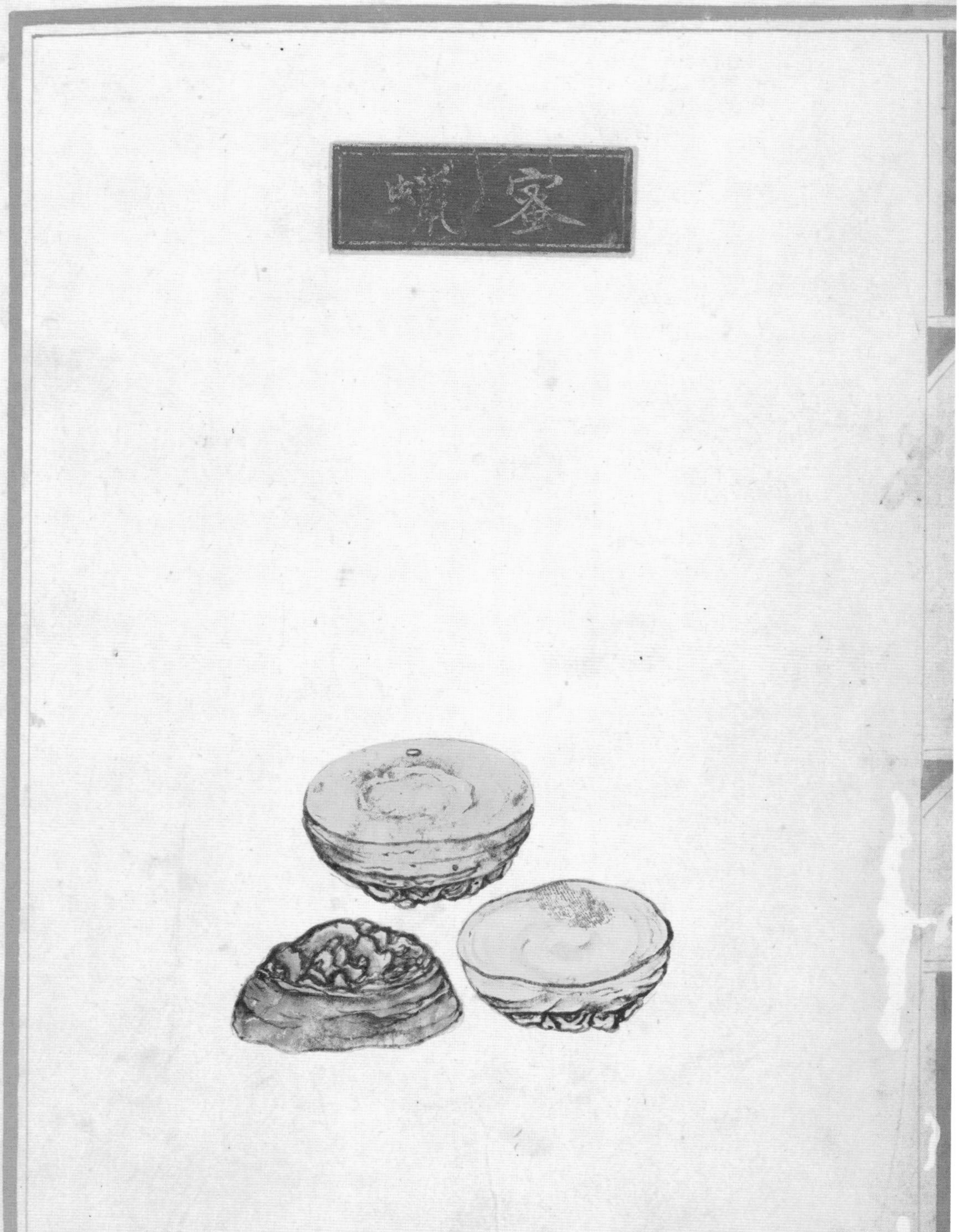
蜜蠟

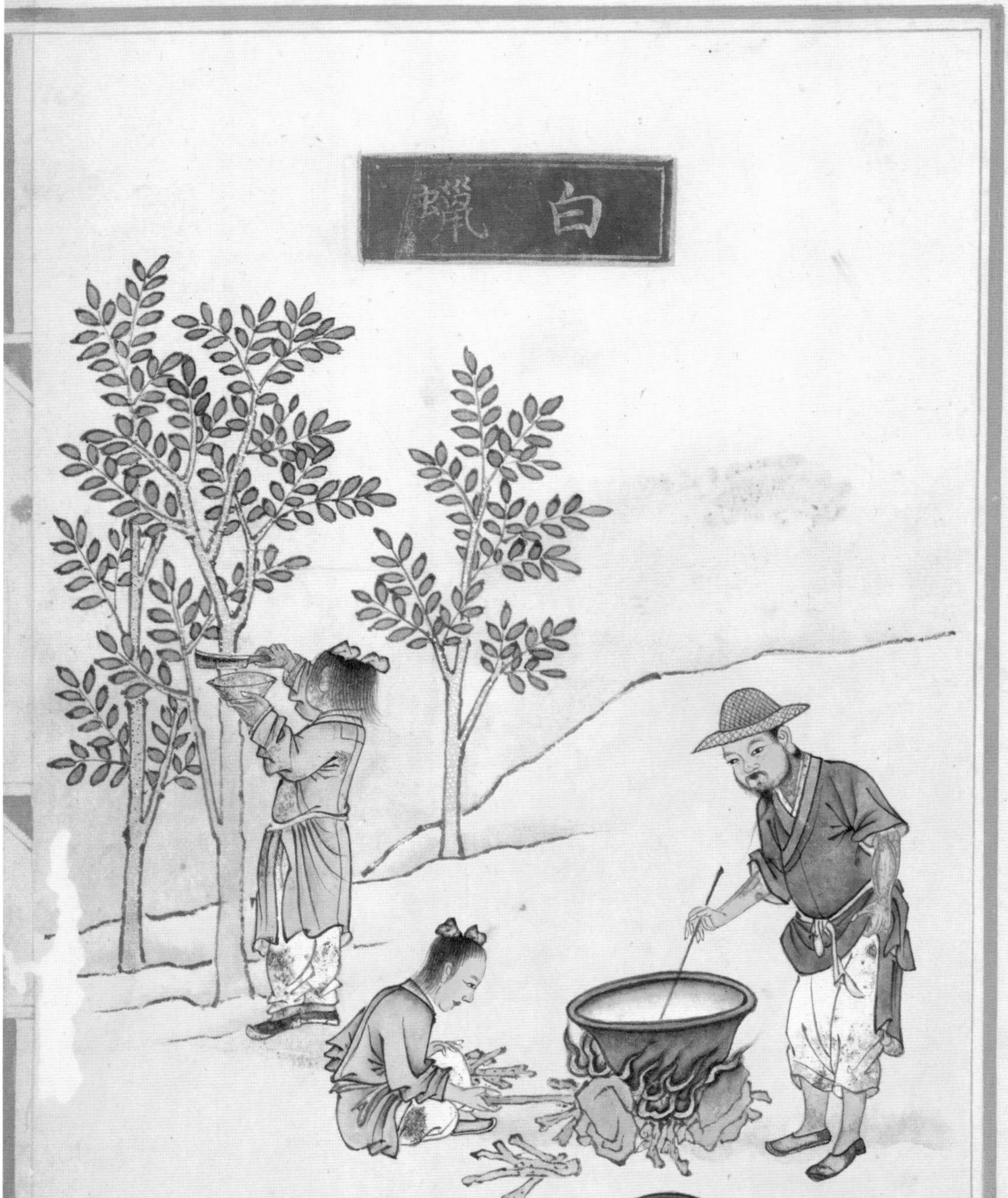
白蠟

蜜蠟 出神農本經 主下痢膿血補續絕傷金瘡益氣不饑耐老 以上朱字神農本經 白蠟味甘平無毒療久洩澼後重見白膿補絕傷利小兒久服輕身不饑 以上黑字名醫所錄

【名】蜜蹠

【地】圖經曰生武都山谷及河源諸山谷中今川蜀江南嶺南處處皆有之蜜蠟者蜜脾底也因生於蜜中故謂之蜜蠟初時香嫩重煑治乃成藥家應用白蠟更須煎鍊水中烊十數過即白古人荒歲多食蠟以度饑欲噉之

當合大棗咀嚼即易爛也

謹按一種蠟樹即冬青樹也高及丈時畜蠟蟲于上食其津液日漸成膏纏積枝榦於白露前採之如法煎鍊遂成白蠟其質堅瑩非蜜房中取蠟烊製之精華者也朱丹溪云白蠟屬金全稟收歛至凝之氣為外科之要藥生肌止血定痛接骨續筋補虛與合歡皮同入長肉膏藥用之有神効但未嘗試其可餌否合歡皮嘗試之矣服之大有妙理且有速効不可不知也

時

生 無時

採 春秋取

收 陰乾

用 堅浄者佳

色 黄白

味 甘

性 微温緩

氣 氣之薄者陽中之陰

臭 香

主 下痢膿血

反 惡芫花齊蛤

製 熔化濾去柤滓

治 療別錄云療犬咬人重發及小兒脚凍如有瘡並鎔化塗傅即瘥又療狐尿刺人腫痛用熱蠟着瘡中并煙薰之令汁出即愈○白蠟主白髮鑷去銷蠟點孔中即生黑者

合治 白蠟如鷄子大一塊煎三五沸合美酒半升投入服之療孕婦胎動漏下血不絕欲死○合松脂杏仁棗肉茯苓等分為丸食後服五十丸便不饑功用甚多亦主下痢膿血○以二升合鹽半斤鎔化相和捏作一塊蠶勢

可合腦大小搭頭至[illegible][illegible]頭風掣疼即止◯合蛤粉鎔和得所成毬每用二錢以猪肝二兩批開裝藥在内麻線扎定水一碗同入銚子内煮熟取出乘熱熏治雀目至温冷并肝食之其効如神

甲蟲

牡蠣 無毒

牡蠣

牡蠣出神農本経主傷寒寒熱温瘧洒洒驚恚怒氣除拘緩鼠瘻女子帶下赤白久服強骨節殺邪鬼延年以上朱字神農本経除留熱在關節榮衛虛熱去来不定煩滿止汗心痛氣

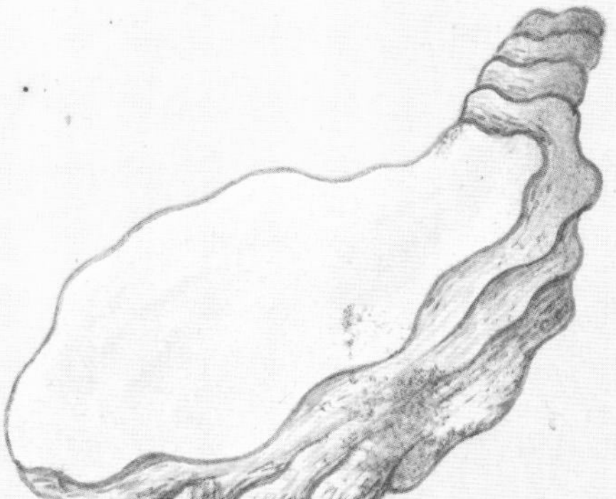

結止渴除老血澀大小腸止大小便療洩
精喉痺欬嗽心脇下痞熱以上黑字名醫所錄

名 蠣蛤 牡蛤 蠣房 真海牡蠣 蠔山 蠔莆 石牡蠣 石魚蠣

地 圖經曰生東海池澤今海傍皆有之
而南海閩中及通泰間尤多此物附
石而生磈礧相連如房故名蠣房初
生海邊纔如拳石四面漸長有一二
丈嶄巖如山每一房內有蠔肉一塊
肉之大小隨房所生大房如馬蹄小
者如人指面每潮来則諸房皆開有
小蟲入則合之以充腹海人取之皆
鑿房以烈火逼開之挑取其肉而其
殼左顧者為雄右顧者則牝蠣耳或

曰以尖頭為左顧大抵以大者為貴
南人以其肉當食品其味甚美更有
益兼令人細肌膚美顏色海族之最
可貴者也【衍義曰】牡蠣經中不言左
顧止從陶隱居說其酉陽雜俎云牡
蠣言牡非為雄也且如牡丹豈可更
有牝丹也今則合於地人面向午位
以牡蠣頂向子視之口口在左者為
左顧此物本無目如
此為得更有顧眄也

【時】【生】無時【採】無時

【用】左顧者入藥

【色】青白

味 鹹

性 平微寒

氣 氣薄味厚陰中之陽

臭 腥

主 歛盜汗止洩精

行 足少陰經

助 貝母爲之使得甘草牛膝遠志蛇床良

反 惡麻黃吳茱萸辛夷

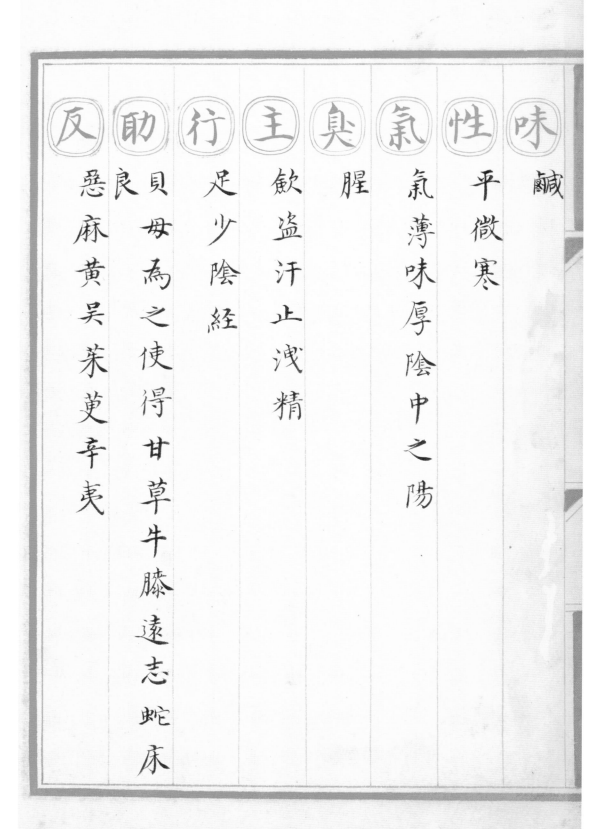

製

雷公云凡修事二十箇用鹽一兩以東流水煑一伏時後入火中燒令通赤然後入鉢中研如粉用

治

療藥性論云除女子崩中止盜汗消風熱定痛祛溫瘧陳藏器云擣為粉撲之治大人小兒盜汗海藥云去煩熱并小兒驚癇湯液本草云能軟積氣之痞及泄水氣別錄云白者為末水調塗療一切癰腫未成膿者効

合治

以柴胡引之去脇下硬○以茶引之能消結核○以大黃引之能除胶間腫○合地黃為之使能益精收澁止小便久服強骨節殺邪鬼延年○合

麻黄根蛇床子乾薑為粉去陰汗○肉於薑醋中生食之主丹毒酒後煩熱渴○和杜仲服止盜汗蜜丸服三十九令人面光白永不值時氣主鬼交精出加地黄小草○以十分合石膏五分擣末酒服方寸匕日三四服或蜜丸如梧子大服療大病瘥後小勞鼻衄○臘日端午日黄泥裹煅通赤為末用活鯽魚煎湯調下一錢匕小兒服半錢匕治一切渴○以四兩火煅過出火毒合玄參三兩擣羅為末糊丸梧子大食後臨卧各三十丸酒下治丈夫婦人瘰癧最効○以二兩火煅過合炮乾薑一兩為細末冷水調塗治水癩偏大小不定疼痛

解 肉 鮮丹毒

甲蟲

龜甲 有毒

卵生

龜甲

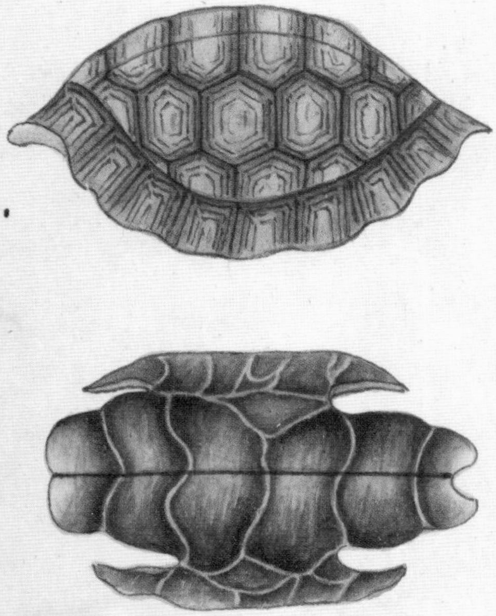

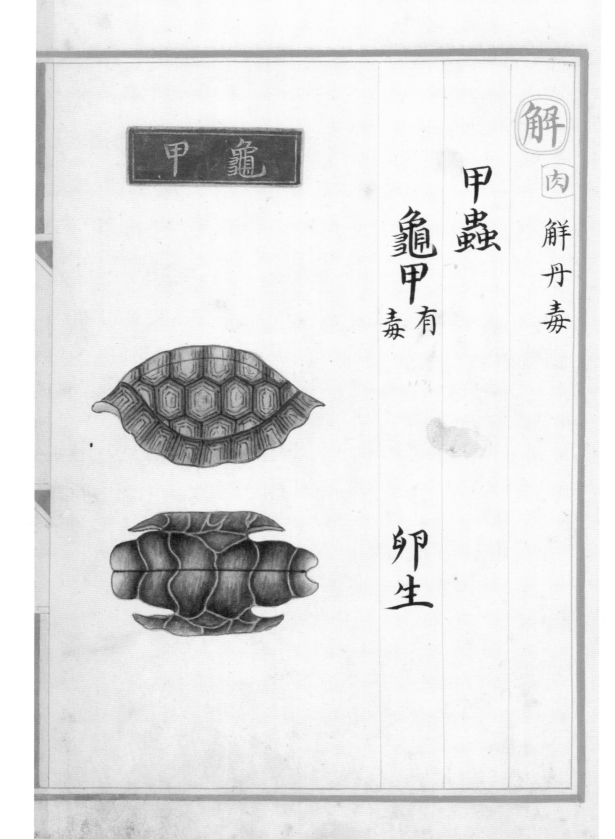

龜甲出神農本經主漏下赤白破癥瘕痎瘧五痔陰蝕濕痹四肢重弱小兒顖不合久服輕身不饑以上朱字神農本經頭瘡難燥女子陰瘡及驚恚氣心腹痛不可久立骨中寒熱傷寒勞復或肌體寒熱欲死以作湯良益氣資智亦使人能食以上黑字名醫所録

名 神屋 敗将 神龜 漏天機 灼過者名敗龜

地 圖經曰龜甲乃水中神龜也生南海池澤及湖水中今江湖間皆有之其

龜骨白而厚色至分明所以供卜及入藥用以長一尺二寸為善敗龜乃鑽灼之多者一名漏天機一說入藥須用神龜神龜底殼當心前有一處四方透明如琥珀色者是矣其頭方殼圓脚短者為陽龜形長頭尖脚長者為陰龜陰人用陽陽人用陰今醫家當如此分別而用之

【時】生無時　採無時

【用】殼

【色】黃黑

【味】鹹甘

性 平緩

氣 味厚於氣陰中微陽

臭 腥

主 滋陰

反 惡沙參蜚蠊畏狗膽

製 刮去皮酥塗炙黃研細入藥

治 療藥性論云甲燒灰塗療小兒頭瘡不燥及脫肛〇血亦主脫肛日華子云敗龜板治麻痺入藥酥炙用食療云肉主除温瘴氣風痺身腫

踒折

合治

補陶隱居云肉作羹臛大補人

肉釀酒主大風緩急四肢拘攣或久

癱緩不收攝者並効○㲉末合酒服

主風脚弱○敗龜板末合酒服二錢

療風疾○敗龜板米醋炙擣為末米

飲調下二錢匕

療產前後痢

禁

勿令中濕中濕則有毒十二月勿食

龜肉食之殺人

甲蟲

秦龜 無毒附龜尿龜筒

鼅龜蠵蠵蠳龜 卵生

秦龜主除濕痺氣身重四肢關節不可動搖名醫所錄

名

山龜

地

圖經曰秦龜山中龜不入水者是也生山之陰土中或云秦以地稱云生

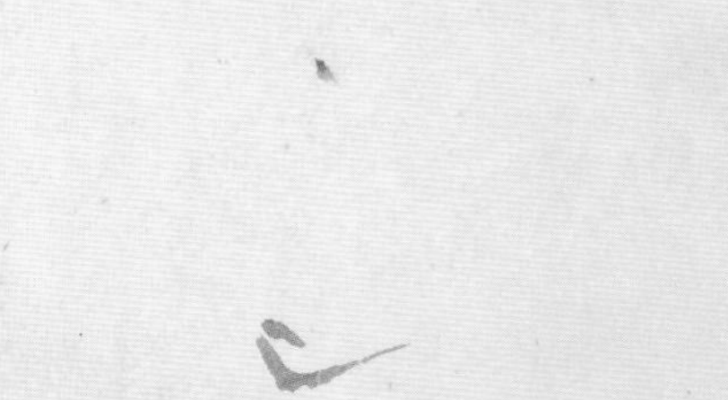

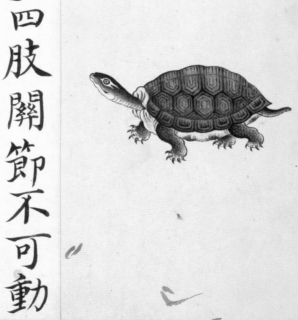

山之陰者是秦地山陰也其形大小無定大者有如碑趺食草根竹萌冬月藏土中至春而出遊山谷中今市肆間人或畜養為玩至冬而埋土穴中然藥中稀用卜人亦取以占山澤揭取其甲亦堪飾器物又一種鼃龜小夾長尾腹下有横折見蛇則呷而食之故肉寒有毒江東人謂之陵龜即夾蛇龜也爾雅所謂水龜又謂攝龜日華子云呷蛇龜是也能療蛇毒又有蠵蠵平微毒大甲可以卜即爾雅所謂靈龜也按嶺表錄異云蠵蠵俗謂之兹夷又名靈蠵蓋山龜之大者人立背上可負而行潮循間甚多鄉人取殼以生得全者為貴初用木楔出其肉龜被楚毒鳴吼如牛聲動

山谷工人以其甲通明黃色者煮拍陷瑇瑁為器今所謂龜筒者是也據此乃別是一種山龜未必是此秦龜也其入藥亦以生脫者為上凡龜之類甚多而時人罕復遍識蓋近世貨幣所不用而知卜術者亦稀又藥中用龜尿最難得孫光憲北夢瑣言載其說云龜之性妬而與蛇交或雌蛇至有相趂鬬噬力小者或至斃採時取雄龜於瓷盌中或小盤中置之於後以鑑照龜既見鑑中影往往淫發而失尿急以物收取又以紙炷火上熁熱以點其尻亦致失尿然不及鑑照之駃也

衍義曰秦龜生秦地山中多老龜極大而壽其大者為勝取龜筒治瘵亦入衆藥以其靈於物醫家

故用補心然甚有驗

時
生無時
採二月八月取

用
甲肉血𣿰

色
黄黑

味
苦

性
洩

氣
味厚於氣陰也

臭
腥

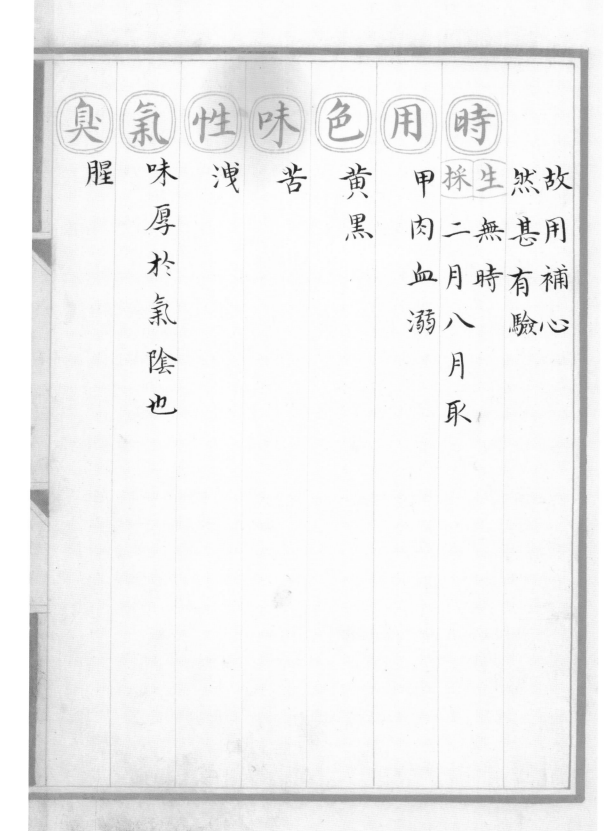

【主】壯筋骨除濕痺

【製】甲酥炙令黄用肉血溺生用肉或熟用

【治】療【陶隱居云】蠵蠵血塗俚人毒箭傷○龜溺治久嗽亦斷瘧【日華子云】蠵蠵血療中刀箭悶絶飲之即瘥皮甲名鼊皮治血疾若無生血煎汁代之○夾蛇龜肉生擣罯傳蛇毒【海藥云】山龜殼治婦人赤白漏下破積癥頑風冷痺關節氣壅或經卜者更妙【陳士良云】鼊龜肉主筋脉凡撲損生研厚塗之或取血作酒飲之立効【陳藏器云】溺滴耳中主耳聾【抱朴子云】蠳龜尾人帶之以辟蛇蛇中人刮此傳之其瘡

亦愈別錄云溺治小兒
龜背塗摩胷背上即瘥

甲蟲

真珠 無毒

廉州真珠牡

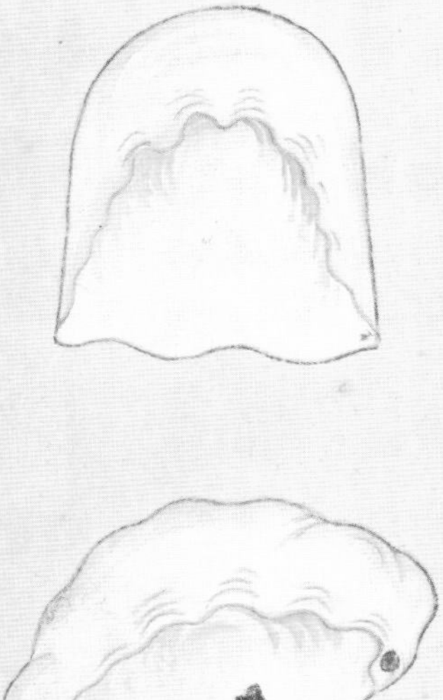

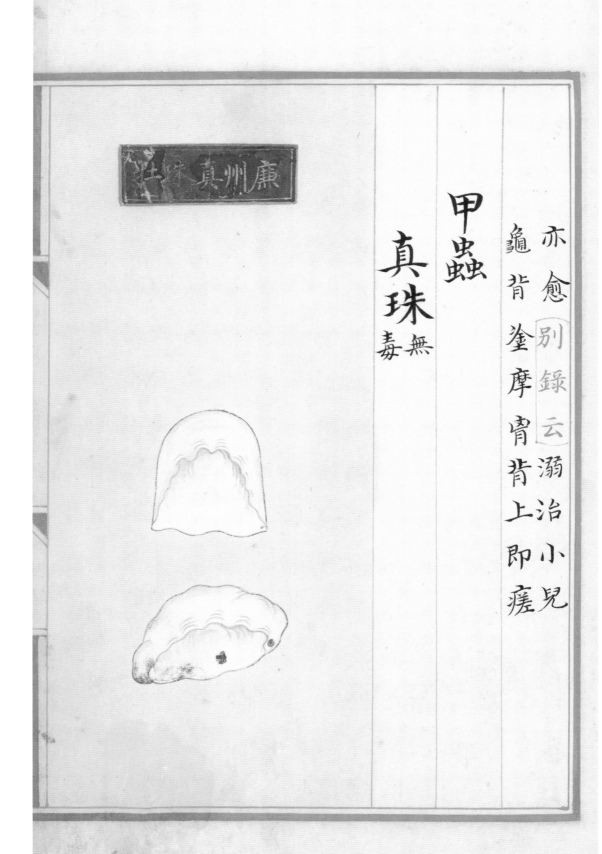

真珠主手足皮膚逆臚鎮心綿裹塞耳主

聾傅面令人潤澤好顔色粉點目中主膚

瞖障膜名醫所録

真珠子

名

地

圖經曰出廉州北海生於珠牡俗謂之珠母珠牡蚌類也按嶺表録異廉州邉海中有洲島島上有大池謂之珠池每歲刺史親監珠户入池採老蚌割取珠以充貢池雖在海上而人疑其底與海通池水乃淡此不可測也土人採小蚌肉作脯食之往往得細珠如米者乃知此池之蚌隨大小

皆有珠矣而今取珠牡云得之海傍不必是珠池中也其北海珠蚌種類小別人取其肉或有得珠者但不常有其珠亦不甚光瑩藥中不堪用又蚌屬中有一種似江珧者其腹亦有珠皆不及南海者奇而且多入藥須用新完未經鑽綴者為佳【海藥云】生南海石決明產出也蜀中西路女瓜亦出真珠是蚌蛤光白甚好不及舶上者彩耀欲穿透須得金剛鑽也【衍義曰】河北塘濼中亦有圍及寸者色多微紅珠母與廉州者不相類但清水急流處其色光白水濁及不流處其色暗也

【時】

【生】無時

【採】無時

用 珠未經鑽綴者

色 紅白

味 淡

性 寒

氣 氣味俱薄陰也

臭 腥

主 安心明目

製 雷公云須取新浄者以絹袋盛之然後用地榆五花皮五方草三味各四

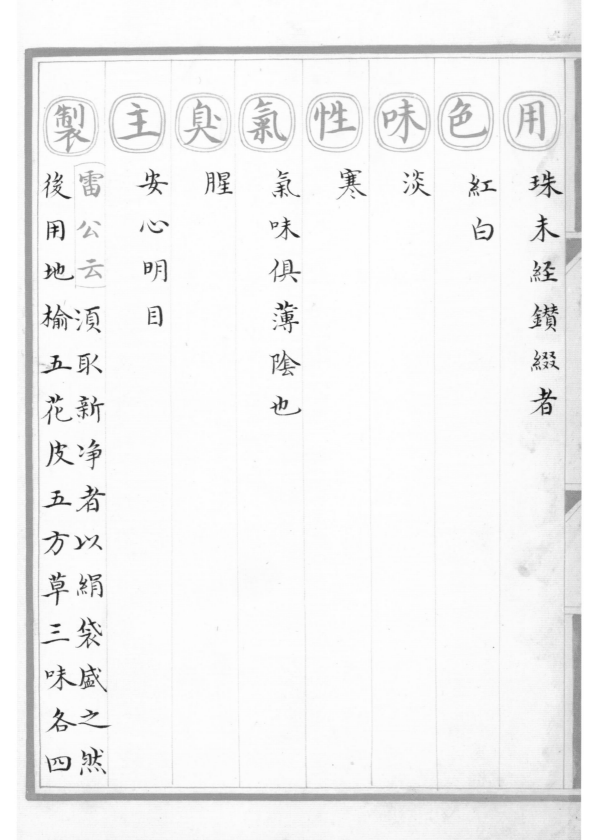

兩細剉了又以牡蠣約重四五斤已
来先置於平底鐺中以物四向揩令
穩然後著真珠於上方下剉了三件
藥籠之以漿水煮三日夜勿令火歇
日滿出之用甘草湯淘淨於臼中擣
細以絹羅重重篩過却更研二萬匝
方可用如研不
細傷人臟腑

治

療藥性論云退眼中瞖障白膜亦能
墜痰日華子云駐顏色衍義曰小
兒風熱藥中多用之
海藥云除面䵟止洩

合治

合知母療煩熱消渴○合左纏根治
小兒麩豆瘡入眼○二兩為末合酒
服盡治妊婦子死腹中立出減半服
之亦主難產○末合雞冠血和丸如

小豆大以三四粒内口中療卒忤停尸不能言○末一兩合苦酒服主胞衣不出

甲蟲

瑇瑁 無毒附鼂鼊

卵生

瑇瑁

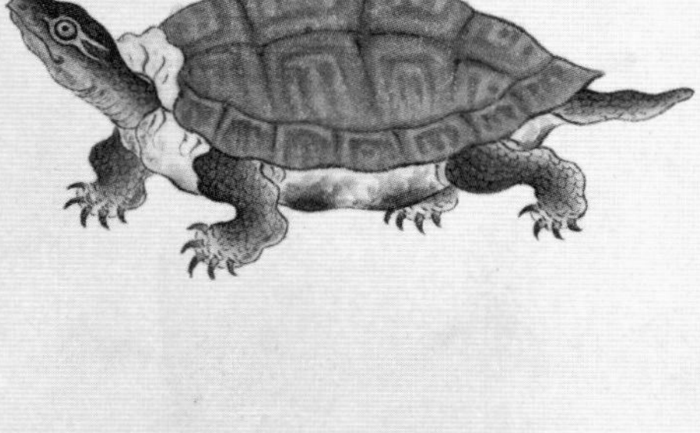

瑇瑁主解嶺南百藥毒俚人刺其血飲以解諸藥毒 名醫所録

名 玳瑁

地 圖經曰生嶺南山水間今亦出廣南盖龜類也惟腹背甲皆有紅點斑文其大者如盤身似龜首嘴如鸚䳍者是也入藥須生者為靈帶之亦可以辟蠱毒凡遇飲食有毒則必自揺動其自死及煑拍為器者則不能神矣昔唐嗣薛王之鎮南海海人有獻生瑇瑁者王令揭取上甲二小片繫於左臂欲以辟毒瑇瑁甚被楚毒復養於使宅後池伺其揭處復生還遣送

舊處並無傷矣今人多用雜龜筒作器皿又有一種鼂鼊亦瑇瑁之類也其形如笠四足縵胡無指其甲有黑珠文采亦好但薄而色淺不任作器惟堪貼飾耳今人謂之鼊皮不堪入藥用

【時】生無時 採無時

【用】甲生取者佳

【質】類龜而有斑

【色】黃黑

【味】鹹

性 寒

氣 味厚於氣陰也

臭 臭

主 消癰毒止驚癇

製 剉碎入藥或水磨服亦可

治 療日華子云破癥結止驚癇等疾陳士良云去諸風毒行氣血去胷膈中風痰鎮心脾逐邪熱利大小腸通婦人經脉○甲殼亦似肉同療心風邪解風熱衍義曰治心經風熱別錄云水磨濃汁服一盞療中

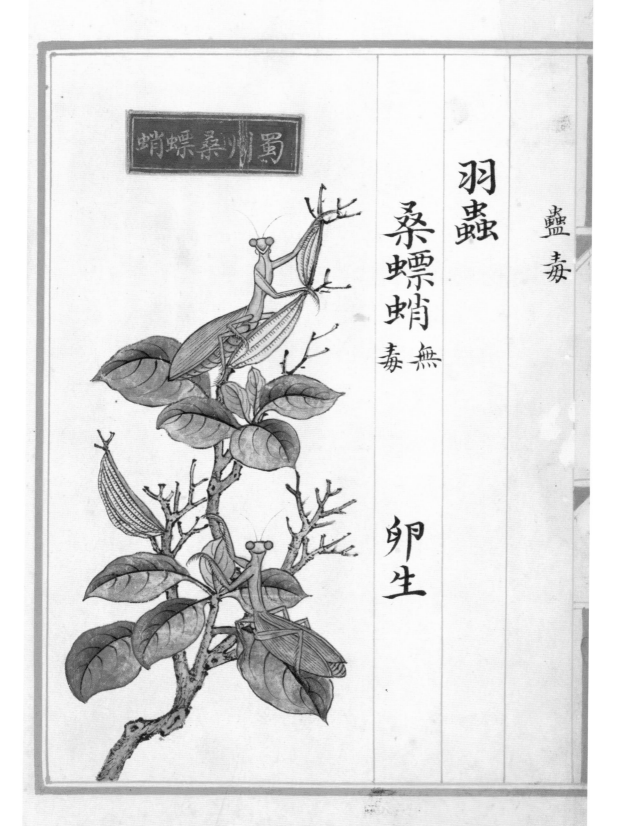

蠱毒

羽蟲

桑螵蛸 無毒

卵生

桑螵蛸 出神農本經 主傷中疝瘕陰痿益精生子女子血閉腰痛通五淋利小便水道 以上朱字神農本經 又療男子虛損五臟氣微夢寐失精遺溺久服益氣養神 以上黑字名醫所錄

名 蝕肬 蚸蜋 蟷蠰 蜱蛸 螳蜋子 蟳蟭

地 圖經曰本經不載所出州土今在處有之螗蜋逢木便產一枚出子百數多在小木荊棘間桑上者兼得桑皮之津氣故以為佳而貨者多非真須連枝折取為驗然偽者亦以膠著桑枝上者不堪入藥今出蜀州者佳

時 生：秋生 採：三月四月取

收 焙乾

用 桑枝上者佳

色 黃

味 鹹甘

性 平

氣 味厚氣薄陰中之陽

臭 腥

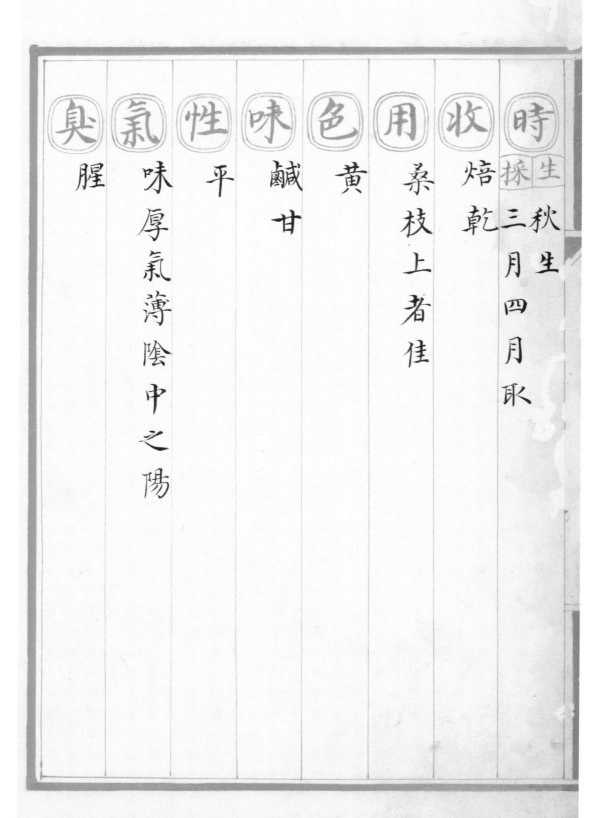

主 男子腎衰漏精妊娠小便不禁

反 畏旋覆花戴椹

製 雷公云 凡採諸雜樹上生者不堪入藥須覓桑樹東畔枝上採得去核子用沸漿水浸淘七遍令水遍沸於甑鍋中熬令乾用勿亂別修事却無効也凡用採蒸之當火炙不爾令人洩

治 療 圖經曰 消風藥中多用 藥性論云 火炮令熟空心食之止小便利因虛而小便利者加用之

補 藥性論云 主男子患虛冷腎衰精滑自出 衍義曰 主男女虛損益精

陰痿夢失清遺溺疝瘕小便白濁腎衰不可闕也

合治

合龍骨療洩精 ○合遠志菖蒲龍骨人參茯神當歸龜甲醋炙各一兩為末臨臥以人參湯調服二錢療男子小便日數十次如稠米泔色亦白心神恍惚瘦悴食減因女勞得之服此一劑安神寬定心志治健忘止小便補心氣如無桑上者即用餘者仍須以炙桑白皮佐之量多少可也蓋桑白皮行水意以接螵蛸就腎經也 ○合米飲調服療胞轉小便不通

禁

生用令人洩

贗

別樹枝上者為偽

甲蟲

石决明 無毒

雷州石决明

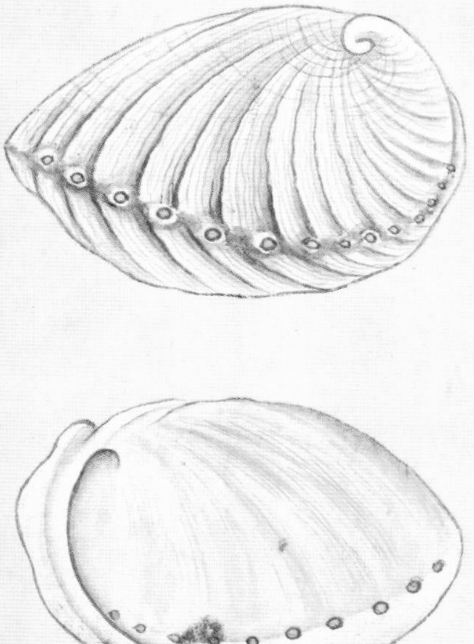

石决明主目障瞖痛青盲久服益精輕身

名醫所錄

名 九孔螺

地 生南海今嶺南州郡及登萊州皆有之

圖經曰 舊說或以為紫貝或以為鰒步角切魚甲按紫貝即今人研螺古人用以為貨幣者殊非此類鰒魚王莽所食者一邊著石光明可愛自是一種與決明相近耳決明附石而生殼大者如手小者三兩指海人亦噉其肉亦取其殼漬水洗眼七孔九孔者良十孔者不佳

衍義曰 經云味鹹即是肉也人採肉以供饌及乾致都下北人遂為珍味肉與殼兩可用方家宜審用之

時 生無時 採無時
用 殼
色 白
味 鹹
性 平軟
氣 味厚於氣陰中之陽
臭 腥
主 明目磨瞖

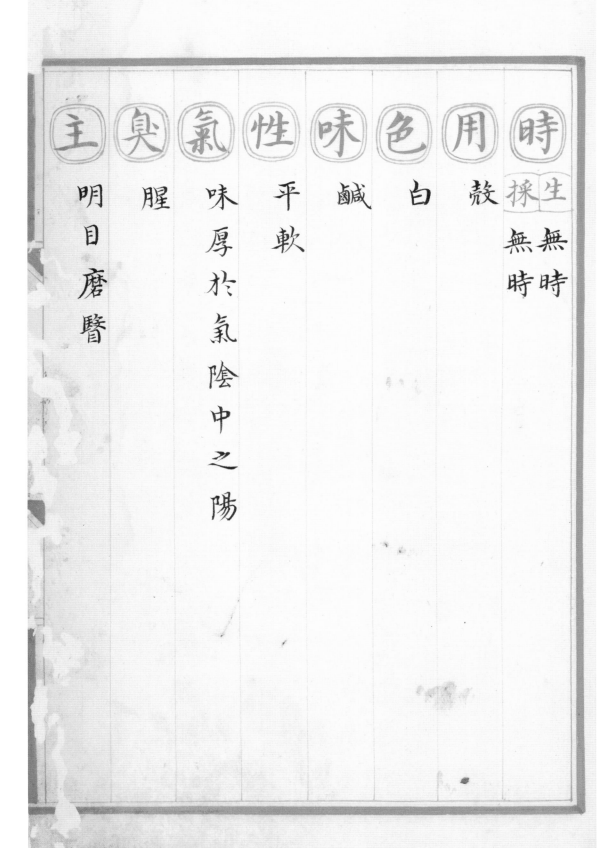

【製】雷公云凡使先去上麤皮用鹽并東流水於大甕器中煑一伏時了漉出拭乾擣末研如粉却入鍋子中再用五花皮地榆阿膠三件更用東流水於甕器中如此淘之三度待乾再研一萬匝方入藥中用凡修事五兩以鹽半分取則第二度煑用地榆五花皮阿膠各十兩又云細研水飛用

【治】療海藥云除青盲內障肝肺風熱骨蒸勞極並良別錄云止小腸五淋

【合治】合朽木細末熟水調服療有軟硬物淋

【忌】服此後永不得食山桃令人喪目

甲蟲

海蛤 無毒

化生

滄州海蛤

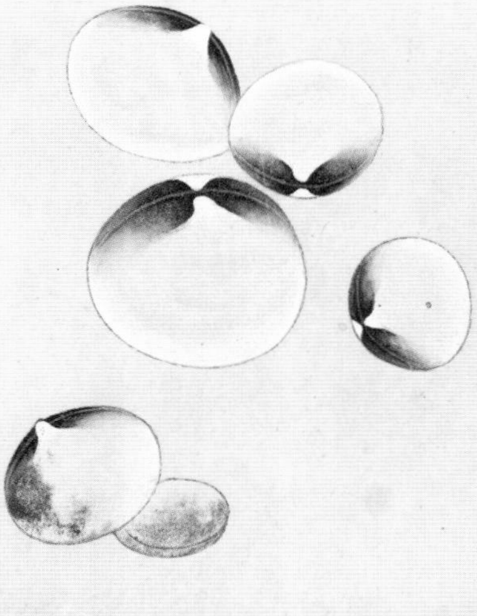

海蛤 出神農本經

主欬逆上氣喘急煩滿胸痛寒熱 以上朱字神農本經

療陰痿 以上黑字名醫別錄

魁蛤

【名】伏老

【地】**圖經曰**生東海今登萊滄州皆有之陶隱居以細如巨勝潤澤光淨者為海蛤云經鴈食之從糞中出過數多故有光澤也陳藏器云海蛤是海中爛殼久在泥沙風波淘洗自然圓淨此有大有小以小為久遠者佳非鴈腹中出也然海蛤難得真爛久者海人多以他蛤殼經風濤摩盪瑩滑者偽作之殊無力又有一種游波骨極類海蛤但少瑩澤誤食之令人狂眩用醋蜜解之則愈按說文曰千歲鷰化為海蛤是也**衍義曰**陳藏器所說是今海中無鴈豈有食蛤糞出者若蛤殼中有肉時尚可食肉既無焉得

更有糞中過數多者必為其皆無廉稜乃有是說殊不知風浪日久淘汰故如是也

時
生無時
採四月五月取

用
殼

色
青白

味
苦鹹

性
平洩

氣
味厚於氣陰也

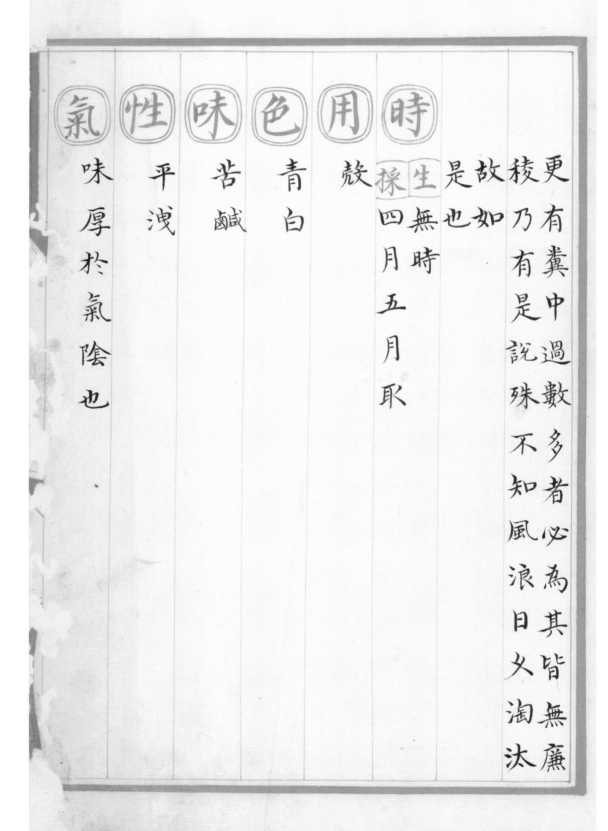

臭 腥

主 止消渴潤五臟

助 蜀漆為之使

反 畏狗膽甘遂芫花

製 雷公云凡修事一兩於漿水中煑一伏時却以地骨皮栢葉二味又煑一伏時後出於東流水中淘三遍拭乾細擣研如粉然後用凡一兩用地骨皮二兩並細剉以東流水淘取用之

治 療唐本注云去十二種水滿急痛利膀胱大小腸藥性論云消水氣浮

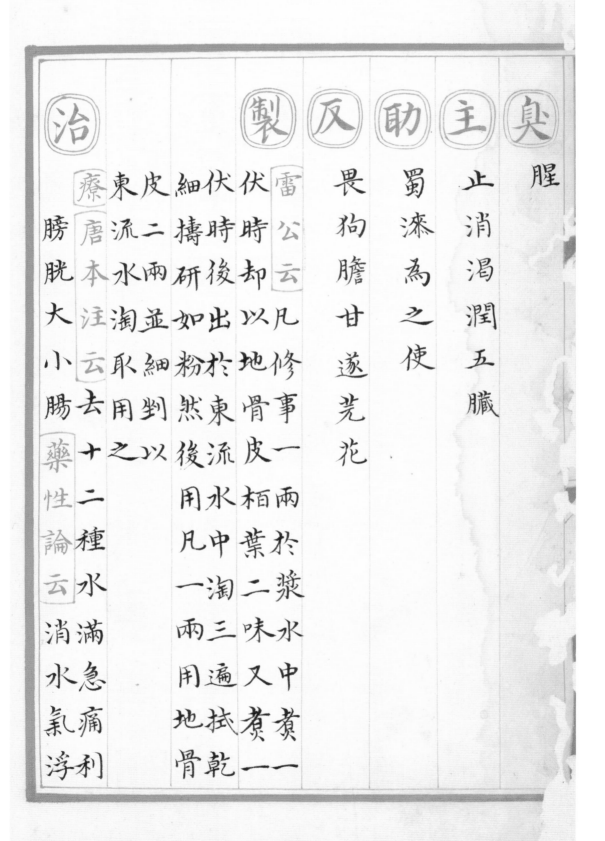

腫下小便及項下癭瘤【日華子云】
止嘔逆胸脅脹急腰痛五痔婦人
崩中帶下【孟詵云】止消渴
潤五臟及服丹石人有瘡
【合治】二兩先研三日合漢防已杏仁各二
兩葶藶子六兩研成脂為丸一服十
丸利水
主水癃
【贗】游波骨為僞誤食之使人狂眩以醋
蜜解之

甲蟲

文蛤 無毒 化生

文蛤

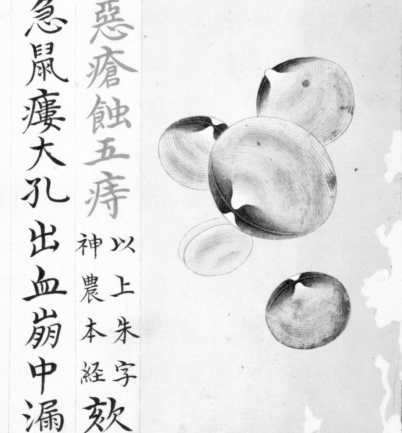

文蛤 出神農本經 主惡瘡蝕五痔 以上朱字神農本經 欬逆胸痺腰痛脇急鼠瘻大孔出血崩中漏下 以上黑字名醫所録

地 圖經曰 生東海南海今登萊滄密諸州皆有之此有大小其大者圓二三

寸小者圓五六分殼表有紫斑文者非比海蛤久在泥沙風波中淘洗圓淨而無文也因其有文故名文蛤也

【時】【生】無時【採】三月中旬取

【用】殼有斑文者佳

【色】紫白

【味】鹹

【性】平軟

【氣】味厚於氣陰也

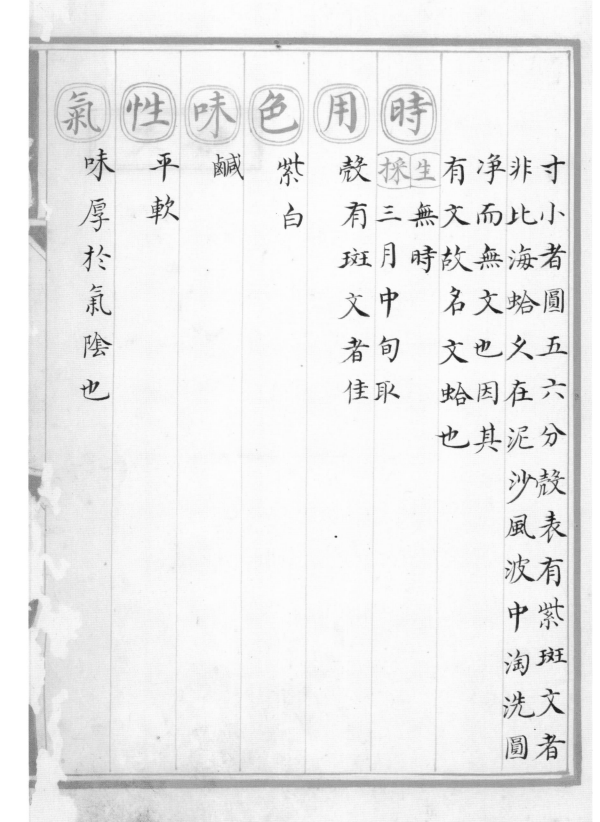

臭 腥

主 墜痰止渴

製 煆存性研末用

合治 燒灰合臘月脂和塗之治急疳蝕口鼻數日盡欲死者

甲蟲

魁蛤 無毒 化生

魁蛤

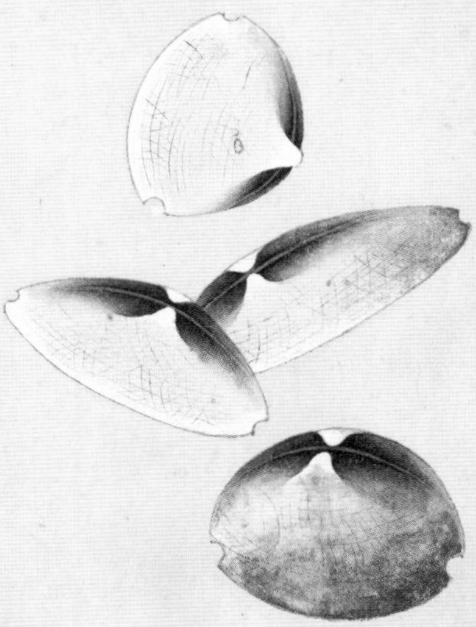

魁蛤主瘘痹洩痢便膿血 名醫所錄

名 魁陸 活東

地 圖經曰 生東海南海今登萊滄密諸州皆有之其形正圓亦似大腹檳榔兩頭有孔表有文者是也 陶隱居云 一種形似紡軠音狂小狹長[illegible]有縱橫

文耳

時 生無時 採無時

用 殼正圓兩頭空者

色 青白

味 甘

性 平緩

氣 氣之薄者陽中之陰

臭 腥

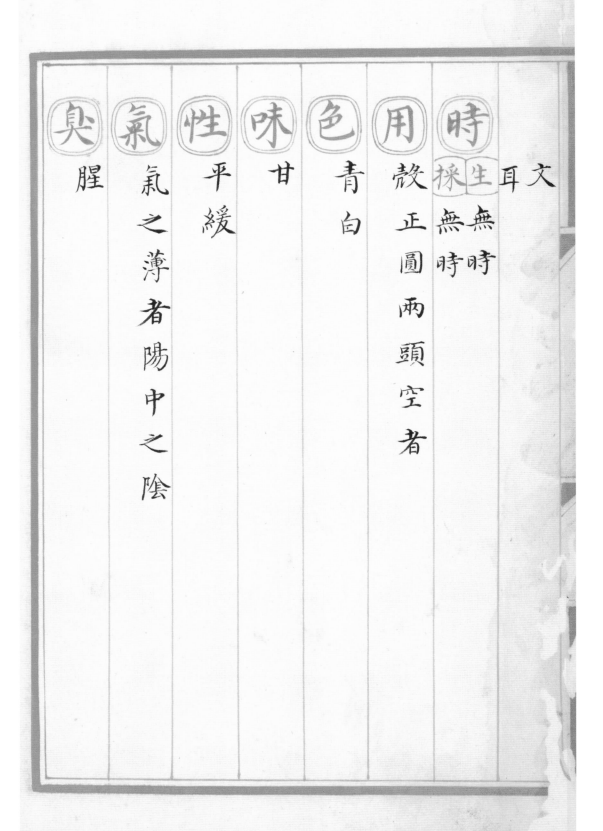

忌

鯉魚鮓和豆藿食令人瘦子合豬肝食害人服天門冬不宜食

八種食療餘

時魚平補虛勞稍發疳痼

黃頰魚一名鉠䰴醒酒亦無鱗不益人也

比目魚平補虛益氣力多食稍動氣

鱭魚發疥不可多食

鯸鮧魚有毒不可食之其肝毒煞人緣腹

中無膽頭中無䚡故知害人若中此毒及

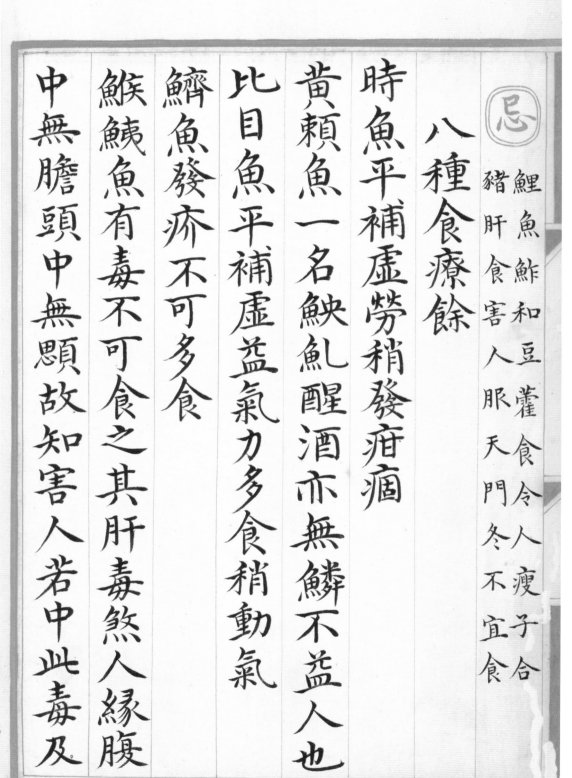

鱸魚毒者便剉蘆根煑汁飲解之又此魚行水之次或自觸著物即自怒氣脹浮於水上為鵶鴟所食

孫真人云食忌鯸鮧魚勿食肝殺人

鯮魚平補五臟益筋骨和脾胃多食宜人作鮓尤佳曝乾甚香美不毒亦不發病

黄魚平有毒發諸氣病不可多食亦發瘡疥動風不宜和蕎麥同食令人失音也

魴魚調胃氣利五臟和芥子醬食之助肺氣去胃家風消穀不化者作鱠食助脾氣令人能食患疳痢者不得食作羹臛食宜人其功與鯽魚同

二十三種陳藏器餘

鱘魚味甘平無毒主益氣補虛令人肥健生江中背如龍長一二丈鼻上肉作脯名鹿頭一名鹿肉補虛下氣子如小豆食之

肥美殺腹内小蟲

食療有毒主血淋可煮汁飲之其味雖美而發諸藥毒鮓世人雖重尤不益人服丹石人不可食令人少氣發一切瘡疥動風氣不與乾筍同食發癱緩風小兒不與食結癥瘕及嗽大人久食令人卒心痛并使人卒患腰痛

鰋鯷上逐下題魚白主竹木入肉經久不出者取白傅瘡上四邉肉爛即出刺一名鰾毗眇切

海藥云謹按廣州記云生南海無毒主月蝕瘡陰瘡瘻瘡並燒灰用

經驗方治嘔血鰾膠長八寸闊二寸炙令黃刮二錢已來用甘蔗節三十五箇取自然汁調服之

文鰩魚餘招反無毒婦人臨月帶之令易產亦可臨時燒為黑末酒下一錢匕出南海大者長尺許有翅與尾齊一名飛魚羣飛水上海人候之當有大風吳都賦云文鰩夜飛而觸綱是也

牛魚無毒主六畜疾疫作乾脯擣爲末以
水灌之即鼻中黃涕出亦可置病牛處其
氣相熏生東海頭如牛也
海豘魚味鹹無毒肉主飛尸蠱毒瘴瘧作
脯食之一如水牛肉味小腥耳皮中肪摩
惡瘡疥癬痔瘻犬馬瘑疥殺蟲生大海中
候風潮出形如豘鼻中聲腦上有孔噴水
直上百數爲羣人先取得其子繫著水中

母自來就而取之其子如蝨魚子數萬爲
群常隨母而行亦有江豘狀如豘鼻中爲
聲出沒水上海中舟人候之知大風雨又
中有曲脂堪摩病及樗愽即明照讀書及
作即闇俗言嬾婦化爲此也
杜父魚主小兒差頹差頹核大小也取魚
擘開口咬之七下生溪澗下背有刺大頭
闊口長二三寸色黑斑如吹砂而短也

海鷄魚齒無毒主瘴癘燒令黑末服二錢

匕魚似鷄有肉翅能飛上石頭一名石蠣

一名邵陽魚齒如石版生東海

鮠魚一作鮠（並音五禾反鯰屬又五囬反）味甘平無毒

不腥主膀胱水下開胃作鱠白如雪隋朝

吳都進鮠魚乾鱠取快日曝乾鉼盛臨食

以布裹水浸良久瀝去水如初鱠無異魚

生海中大如石首

鮹魚味甘平無毒主五野雞痔下血瘀血在腹似馬鞭尾有兩歧如鞭鞘故名之出江湖

鱣魚肝無毒主惡瘡疥癬勿以鹽炙食郭注爾雅云鱣魚長二三丈顔氏家訓曰鱣魚純灰色無文古書云有多用鱣魚字爲鱓既長二三丈則非鱓魚明矣本經又以鱓爲鼉此誤深矣今明鱑魚體有三行甲

上龍門化為龍也
石鮅音必魚味甘平有小毒主瘡疥癬出南海方山澗中長一寸背裏腹下赤南人取之作鮓
魚鮓味甘平無毒主癬和柳葉擣碎熱炙傅之又主馬瘑瘡取酸臭者和糝及屋上塵傅之瘑似疥而大凡鮓皆發瘡疥可合蔱蟲瘡藥用之

魚脂主牛疥狗瘑瘡塗之立愈脂是和灰
泥船者腥臭爲佳又主癥取銅器盛二升
作大火炷脂上燃之令煖徹於癥上熨之
以紙藉腹上晝夜勿息火良
鱠味甘温蒜虀食之温補去冷氣濕痺除
膀胱水喉中氣結心下酸水腹内伏梁冷
痃結癖疝氣補腰脚起陽道鯽魚鱠主腸
澼水穀不調下利小兒大人丹毒風眩鯉

魚鱠主冷氣氣塊結在心腹並宜蒜虀進
之魚鱠以菰菜為羹吳人謂之金羹玉鱠
開胃口利大小腸食鱠不欲近夜食不銷
兼飲冷水腹内為蟲時行病起食鱠令人
胃弱又不可同乳酪食之令人霍亂凡羹
以蔓菁煑之蔓菁去魚腥又萬物腦能銷
毒所以淦鱠食魚頭羹也
昌侯魚味甘平無毒腹中子有毒令人痢

下食其肉肥健益氣力生南海如鯽魚身
正圓無硬骨作炙食之至美一名昌鼠也
鯇魚無毒主喉閉飛尸取膽和暖水攪服
之鯇患音似鯉生江湖間內喉中飛尸上此
膽至苦
鯢魚肝及子有大毒入口爛舌入腹爛腸
肉小毒人亦食之煑之不可近鐺當以物
懸之一名鯸鮧魚以物觸之即嗔腹如氣

鯅亦名嗔魚腹白背有赤道如印魚目得
合與諸魚不同江海中並有之海中者大
毒江中者次之人欲收其肝子毒人則當
反被其噬為此人皆不錄唯有橄欖木及
魚茗木解之次用蘆根烏蓲草根汁解之
此物毒疾非藥所及橄欖魚茗已出木部
魚虎有毒背上刺著人如蛇咬皮如猬有
刺頭如虎也生南海亦有變為虎者

䱋魚音拱鯤魚鰍魚鰌同音鼠尾魚地青魚鯆魮魚鯆魮普胡反音毗邵陽魚尾刺人者有大毒三刺中之者死二刺者困一刺者可以救候人溺處釘之令人陰腫痛拔去即愈海人被其刺毒煑魚簄竹及海獺皮解之已上魚並生南海惣有肉翅尾長二尺刺在尾中逢物以尾撥之食其肉而去其刺其鯆魮魚已在本経䱇魚注中

鯢魚鰻鱺注陶云鰻鱺能上樹蘇云鯢魚
能上樹非鰻鱺也按鯢魚一名王鮪在山
溪中似鮎有四脚長尾能上樹天旱則含
水上山葉覆身鳥来飲水因而取之伊洛
間亦有聲如小兒啼故曰鯢魚一名鱯魚
一名人魚膏燃燭不滅秦始皇塚中用之
陶注鮎魚條云人魚即鯢魚也
諸魚有毒者魚目有睫殺人目得開合殺

人逆鰓殺人腦中白連珠殺人無鰓殺人
二目不同殺人連鱗者殺人白鬐殺人腹
下丹字殺人魚師大者有毒食之殺人
水龜無毒主難產產婦戴之亦可臨時燒
末酒下出南海如龜長二三尺兩目在側
傍
蠵龜無毒主老蠵發無時者亦名瘤蠵下
俚人呼為妖蠵燒作灰飲服一二錢匕當

徹利取頭燒服彌佳亦候發時煑爲沸湯
坐中浸身亦懸安病人卧處生高山石下
身偏頭大觜如鷃鳥亦呼爲鷃龜

本草品彙精要卷之二六

本草品彙精要卷之七 三十

蟲魚部中品

一十六種神農本經朱字

三種名醫別錄黑字

二種唐本先附注云唐附

一十種宋本先附注云宋附

二種唐慎微附

一種今移

二種海藥餘

二十種陳藏器餘

已上總五十三種

内一十五種今增圖

蝟皮　露蜂房土蜂房附　鼈甲肉能魶附

蟹爪附　蚱音笮又音側蟬蟬蛻附　蟬花唐慎微附

蠐螬　烏賊魚骨肉柔魚章舉石距附　白殭蠶蠶蛹子附

原蠶蛾屎附　蠶退宋附蠶紙布附今增圖　緣桑螺唐慎微附今增圖

鰻音謾鱺音黎魚鰌魚海鰻附　鮀音駝魚甲肉黿甲附今增圖　樗丑如切雞
蛞音闊蝓音俞　蝸牛今增圖　石龍子
木蝱　蜚蝱今增圖　蜚蠊音廉今增圖
䗪音柘蟲　鮫魚皮唐附　白魚宋附今增圖
鱖居衛切魚宋附今增圖　青魚宋附眼膽枕骨附　河豘宋附今增圖
石首魚宋附今增圖　嘉魚宋附今增圖　鯔魚宋附今增圖
紫貝唐附　鱸魚宋附今增圖　鱟宋附今增圖
海馬自陳藏器今移并增圖

二種海藥餘

郎君子　海蠶

二十種陳藏器餘

黿　齊蛤　柘蟲屎

蚱蜢　寄居蟲　䖪蟱

貟蠜　蠼螋　盧蟲

土蟲　鱅魚　予脂

砂挼子　蚘蟲　阜螽

灰藥　吉丁蟲　腆顆蟲

鼷鼠　諸蟲有毒

本草品彙精要卷之七

蟲魚部中品

毛蟲

蝟皮 無毒　胎生

蝟

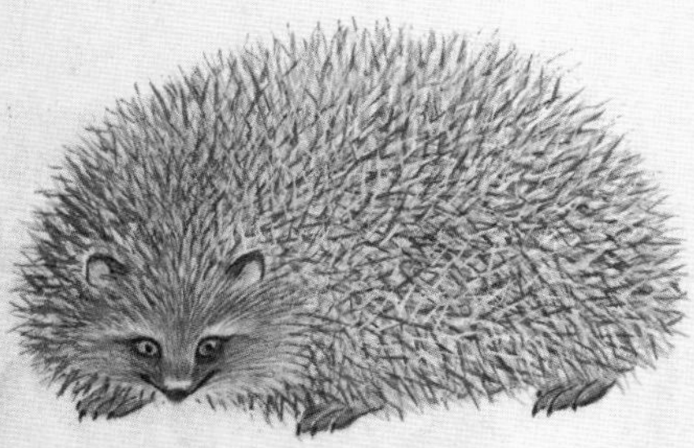

蝟皮 出神農本經 主五痔陰蝕下血赤白五色血汁不止陰腫痛引腰背酒煮殺之 以上朱字

神農本經 名醫所錄 療腹痛疝積亦燒為灰酒服之 以上黑字

地 圖經曰 生楚山川谷及田野間山林中皆有之狀類猯㹠脚短多刺尾長寸餘人觸近便藏頭足因外皆刺不可嚮邇陶云能跳入虎耳中惟見鵲則仰腹受啄蓋物或有相制然耳又云惡鵲聲故欲掩取之猶蚌鷸 音聿 也此類亦多惟蒼白色脚似豬蹄者佳鼠脚者次其毛端有兩岐者名山枳

鼺肉味酸者名虎鼺味苦而皮褐色類兎皮者名山貆凡此皆不堪用尤宜詳識耳（唐本注云）蝟極獰鈍大者如小狍小者猶瓜大或惡鵲聲故反腹令啄其虎耳不受雞卵且去地三尺蝟何能跳之而入此野俗鄙說未可信

可輕

（時）（生）無時（採）無時

（用）皮

（質）如貓狍而身多刺

（色）蒼白

味 苦

性 平

氣 味厚於氣陰中之陽

臭 腥

主 五痔下血

助 得酒良

反 畏桔梗麥門冬

製 酥炙黃或燒灰用

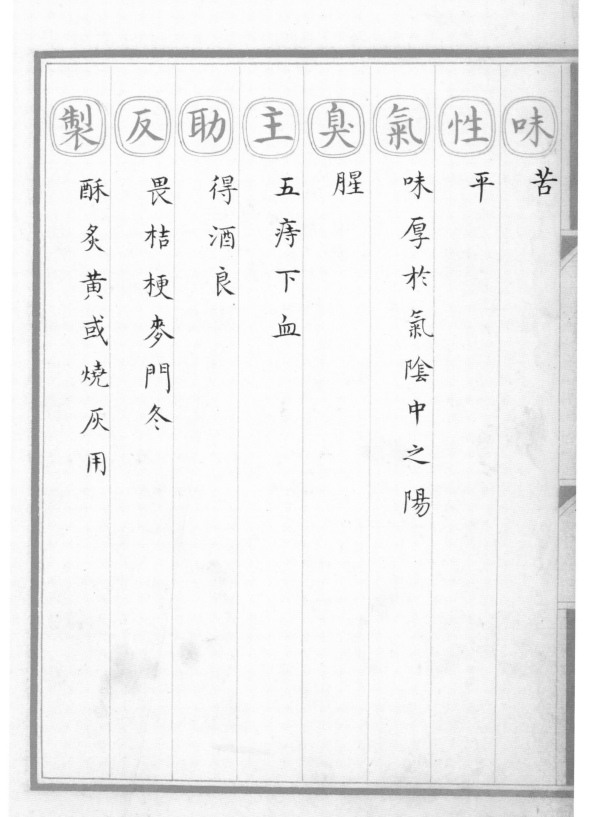

治

療藥性論云皮炙末白飲下方寸匕主腸風瀉血痔病有頭多年不瘥者燒末吹止鼻衂日華子云開胃氣止血汗肚脹痛疝氣○脂治腸風瀉血孟詵云蝟食之肥下焦理胃氣又煑汁服止反胃別錄云皮燒末水調服方寸匕治蠱毒下血當吐出蠱毒及搽乳頭上與小兒飲治卒驚啼狀如物刺者

合治

皮燒灰合酒服療胃逆○皮方三指大合熏黃如棗大及熟艾右穿地作坑調和取便熏之以口中熏黃煙氣出為佳火氣稍盡即停三日将息更熏之療五痔不過三度永瘥勿犯風冷羮臛将補慎忌雞豬魚生冷二十

日後補之○皮燒灰合生油傅腸痔
下部如蟲𧐐○合穿山甲等分燒存
性入肉荳蔻末一半空
腹米飲調服二錢療痔

禁
勿使中濕及其骨能瘦人不可食誤
食令人瘦劣

解
甚解一切藥力

露蜂房 有毒 附土蜂房

蜀州露蜂房

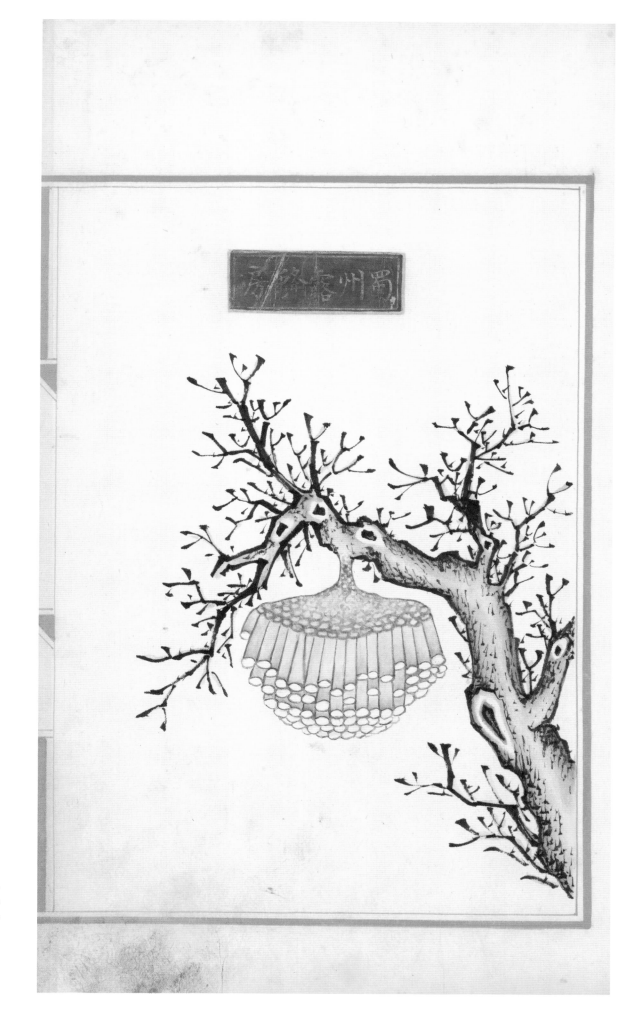

露蜂房 出神農本經 主驚癇瘈瘲寒熱邪氣癲疾鬼精蠱毒腸痔火熬之良 以上朱字神農本經 又療蜂毒毒腫 以上黑字名醫所錄

名 石蜂窠 蜂腸 獨蜂窠 革蜂窠 百穿 草蜂窠 蜂勦 音窠 大黃蜂窠

地 圖經曰 生牂牁山谷今處處山林中皆有之此木上大黃蜂窠也大者如甕小者如桶其蜂黑色長寸許螫牛馬及人乃至欲死者用此多效人家屋間亦往往有之但小而力慢不堪用不若山林中得風露氣者最佳 衍

義曰露蜂房有兩種一種小而色淡黃窠長六七寸至一尺者闊三四寸如蜜脾下垂一邊是房多在叢木鬱翳之中世謂之牛舌蜂又一種或在高木上或屋之下作房大如三四㪷許小者亦一二㪷中有窠如瓠之狀由此得名蜂色赤黃其形大於諸蜂世謂之玄瓠蜂也

時
生無時
採七月七日十一月十二月取

收陰乾

用樹上得風露氣者佳

色青黑

味 苦鹹

性 平洩

氣 味厚於氣陰中之陽

臭 腥

主 牙疼癰腫

反 惡乾薑丹參黃芩芍藥牡蠣

製 火炙微黃

治 療圖經曰取十二分炙以水二升煮取八合溫分再服主乳石發動頭

痛煩熱口乾小便赤少者服後當利諸惡毒隨小便出瘥又以半兩水煎重濾洗目三四過療熱病後毒氣衝目【唐本注云】水煮汁每服五合下乳石熱毒壅悶小便中即下石末大効又療上氣赤白痢遺尿失禁并洗狐尿刺瘡【日華子云】乳癰蜂叮惡瘡即煎洗入藥並炙用【別録云】大者一枚水三升煮令濃赤浴小兒日三四次療卒癇

【合治】

合豬膏調傅蜂螫人○以三指撮末合酒調服治崩中漏下青黄赤白使人無子者服之○合細辛等分含之治眼瞖○火炙焦為末合酒服方寸匕日三治鼻中外查瘤膿水血出○燒灰合酒服治陰痿○合亂髮蛇皮

燒灰酒服方寸匕日三療諸惡疽附骨癰根在臟腑歷節腫出丁腫惡脉諸毒皆瘥○以二枚炙末合臘月豬脂和塗瘰癧成風瘻作孔者○土蜂房合醋塗癰腫乾即易之瘥

解蠱毒

甲蟲

鼈甲 無毒附肉能鰍

卵生

江寧府鼈

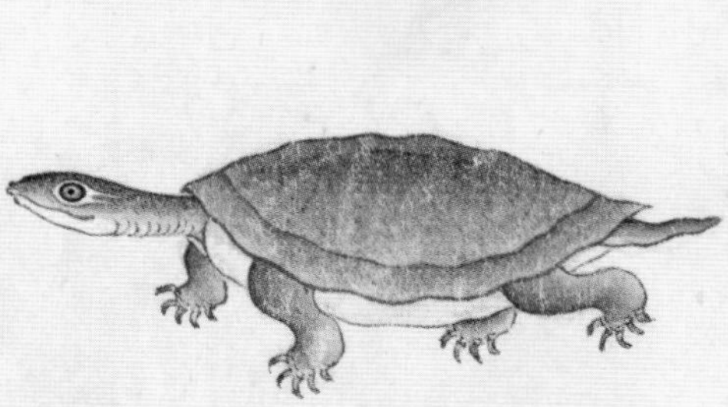

鼈甲出神農本經主心腹癥瘕堅積寒熱去痞息肉陰蝕痔惡肉以上朱字神農本經療溫瘧血瘕

腰痛小兒脇下堅○肉味甘主傷中益氣補不足以上黑字名醫所錄

地 圖經曰生丹陽池澤今處處有之以岳州沅江其甲有九肋者為勝仍生取甲剔去肉為好不用煑脫者但看有連厭及乾巖便真若上兩邉骨出者是已被煑熟過者不堪入藥南人養魚池中多畜鼈云令魚不隨霧起鼈之類三足者為能奴來切大寒而有毒主折傷止痛化血生擣其肉及血傅之道家云可辟諸厭穢死氣畫像亦能止之無裙而頭足不縮者名魶奴荅切食之令人昏塞誤中其毒以黄芪吳藍煎湯服之立解其鼈亦主傅

尸勞及女子經閉病也

【時】生無時 採無時

【收】陰乾

【用】甲生脫九肋多裙重七兩者為上

【色】青綠

【味】鹹

【性】平軟

【氣】味厚於氣陰也

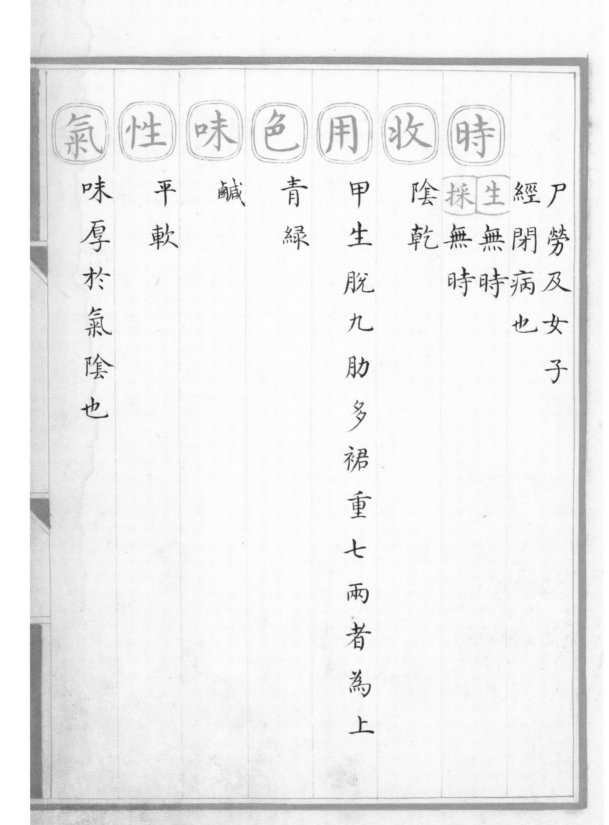

腥

消癥癖去勞熱

惡礜石理石

臭主反製

雷公云治氣破塊消癥定心藥中用之每箇鼈甲以六一泥固濟瓶子底待乾入於大火以物揩於中下頭醋三升同煎之以醋盡為度去裙并肋骨方炙乾然入藥用又治勞熱藥中用依前泥以童子小便一斗二升盡夜煑盡童便為度取出去裙留骨於石臼中擣成粉以雞胜皮裹之取東流水三兩斗盛於盆内將此閣於盆上一宿至明任用力有萬倍常用酥

炙黄色

治

療 圖經曰 鼈甲療瘕癖虛勞方中多用之○能（奴来切）生擣其肉及血傳折傷止痛化血又擣肉血塗壁道家云辟厭穢○魶殼主傳尸勞女子經閉 唐本注云 鼈頭燒灰主小兒諸疾及産後陰脫脫肛下墜尸疰心腹痛 藥性論云 消宿食癥塊痃癖氣冷瘕勞瘦下氣除骨熱骨節間勞熱結實擁塞 日華子云 鼈甲去血氣破癥結惡血墮胎消瘡腫并撲損瘀血瘧疾腸癰 陳藏器云 鼈主熱氣濕痺腹中激熱細擘五味煮食之當微泄 孟詵云 鼈主婦人漏下羸瘦 別錄云 鼈甲燒灰

服方寸匕療萬病新起早勞食飲多致復欲死者

【合治】鼈甲合訶梨勒皮乾薑末等分為丸桐子大空心下三十丸再服療癥癖病○又醋炙黃為末合牛乳一合調一匙朝朝服之治痃癖氣○又合琥珀大黃作散酒服二錢下婦人畜積惡血血盡即休服○又合雞子白和傅丈夫陰頭癰○又合酒服方寸匕療石淋○又合蜜丸如小豆大服療小兒癇○又以一大兩炙黃為末食前合燈心一握水二升煎取五合服一錢匕食後合蜜水服一錢匕療上氣急滿坐臥不得

【禁】目陷者及厭下有王字形者亦不可食鼈膏脫人毛髮塗孔中即不生鼈

頷下有軟骨如龜形食之令人患水病又赤足者并獨目者並有大毒食之殺人姙娠不可食其肉令子項短鼈腹下成五字食之作瘕其三足者謂之能奴來切不可食

忌

合雞子食之殺人合莧菜食之生鼈瘕合芥子同食生惡疾

甲蟲

蟹 有毒 附爪

蟹

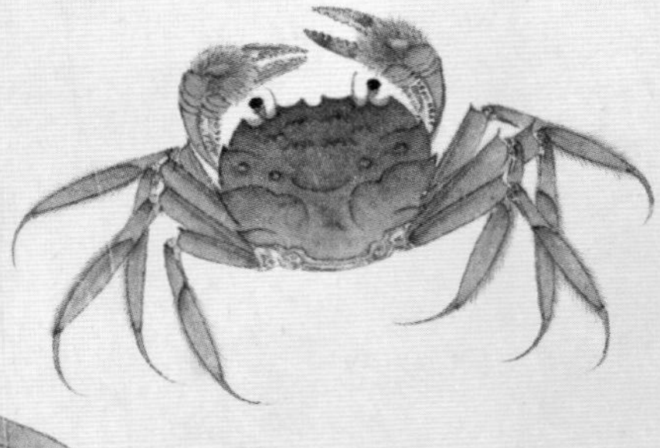

蝤蛑

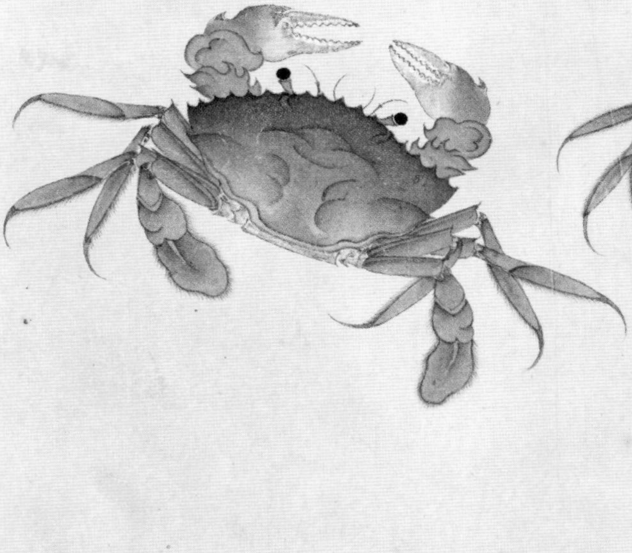

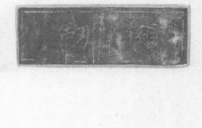

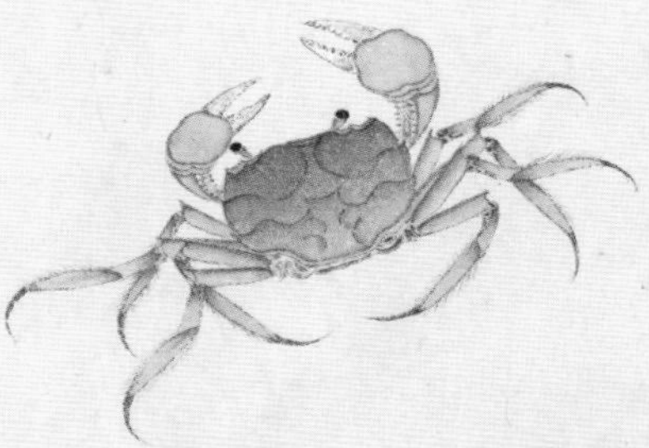

蟹 出神農本經 主胸中邪氣熱結痛喎僻面腫敗漆燒之致鼠 以上朱字神農本經 解結散血愈漆瘡養筋益氣○爪主破胞墮胎 以上黑字名醫所錄

名 蛫 蠘 蝤蛑 桀步 彭螖 蟳 蟧 擁劒 執火 彭蜞

撥棹子

螖蠌（音澤）

地

圖經曰生伊洛池澤諸水中今淮海京東河北陂澤中多有之伊洛反難得也其蟹八蛫二螯大者箱角兩出足節屈曲行則旁横今人以為食品中之佳味蟹於八月一日後方可食之則味全以前時長未成就其毒尤猛也然蟹之類甚多六足者名蛫（音跪）及四足者皆有大毒不可食闊殼而多黃者名蠘生南海中其螯最銳斷物如芟刈焉食之動風氣扁而最大後足闊者為蝤蛑嶺南人謂之撥棹子以後腳形如棹也一名蟳隨潮退殼一退一長其大者如斗小者如盞楪兩螯無毛所以異於蟹其力至彊

世傳與虎鬬者此也一螯大一螯小者名擁劒又名桀步常以大螯鬬小螯食物一名執火以其螯赤故也其最小者名彭螖(音滑)吳人語訛為彭越爾雅云螖蠌(音澤)小者蟧(力刀切)郭璞云即彭螖也似蟹而小其膏可以塗癬食之令人吐下至困彭蜞亦其類蔡謨度江誤食之即此也

衍義曰伊洛絕少今河北沿邊滄瀛州等處所出其多徐州亦有但不及河北者河北人取之當八九月蟹浪之時夜以燈火照皆出遂捕得之此物每至夏末秋初則如蟬蛻解當日名蟹之意必取此義爾

時

生無時

採八九月經霜後取

【用】殼肉爪黄

【色】青黑

【味】鹹

【性】寒軟

【氣】味厚於氣陰也

【臭】腥

【主】療漆瘡破宿血

【治】療圖經曰蠘食之行風氣○蟹爪療孕婦僵仆胎轉上搶心困篤日華

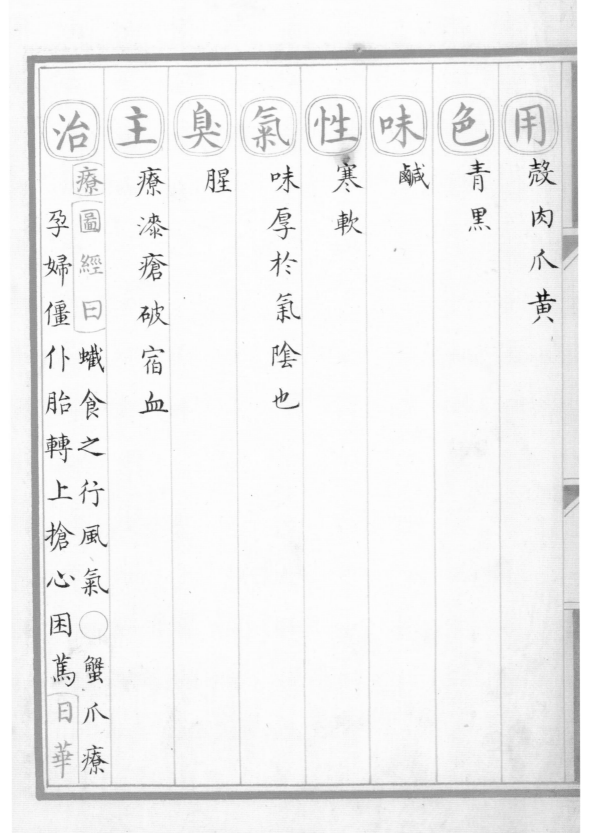

子云蟹生擣炒署療筋骨折傷○蝤蛑解熱氣并小兒痞氣陳藏器云蟹脚中髓及腦與殼中黃並能續斷絶筋骨取碎之微熬内瘡中筋即相連也○彭蜞主濕癬疽瘡不瘥者塗之孟詵云蟹主散諸熱理脾胃氣調經脉消宿食別錄云蟹擣爛傅瘡疥効

合治

蟹合醋食之利肢節去五臟中煩悶氣○合酒醋服療産後肚痛血不下○爪合酒及醋湯煎服破宿血止産後血閉肚痛○生蟹足骨焙乾為末合白斂末等分用乳汁和貼小兒解顱不合

禁

獨螯獨目及兩目相向者皆有大毒不可食其有六足四足者不可食誤

食急以豉汁解之又蟹足斑目赤者誤食之殺人十二月食之傷神妊娠食之令兒橫生俱不可食未經霜時甚有毒云食水莨（音建）所為人中之不速療即死

解

中蟹毒服冬瓜汁紫蘇汁瘥殺莨菪

羽蟲

蚱蟬（無毒附蟬蛻）

化生

蚱蟬

蚱音笮又音側蟬出神農本經主小兒驚癇夜啼癲

病寒熱以上朱字神農本經驚悸婦人乳難胞衣不

出又墮胎以上黑字名醫所錄

名 蟬 馬蟬 鳴蟬 蝒 馬蜩 鳴蜩

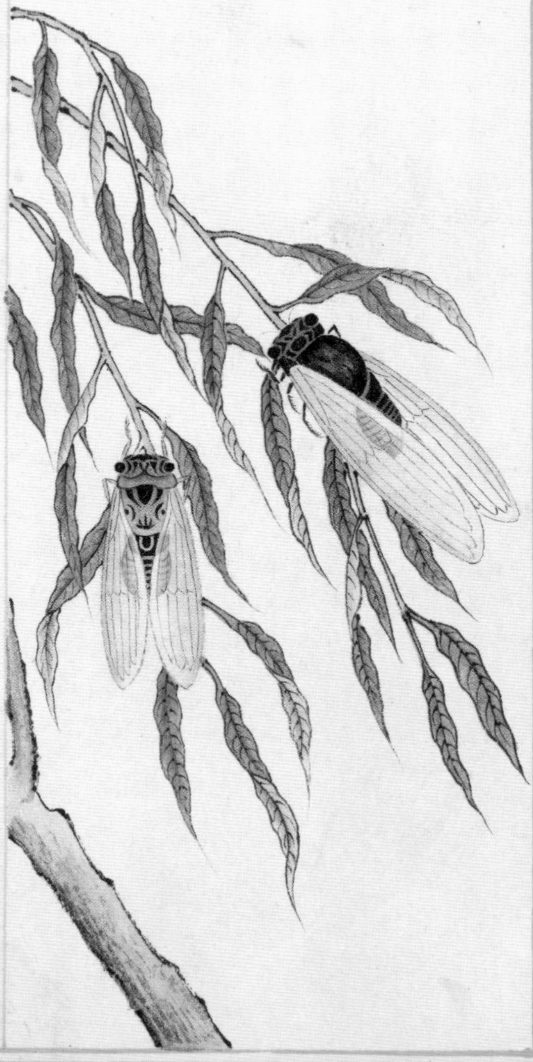

殼

蟬蛻　枯蟬
蟬殼　伏蜟

地

圖經曰本經不載所出州土但云生楊柳上今在處有之陶隱居以為啞蟬蘇恭以為鳴蟬二說不同按字書解蚱字乃蟬聲也月令云仲夏之月蟬始鳴言五月始有此蟬鳴也而本經亦云五月採正與月令所記始鳴者同時蘇說得之矣蟬類甚多爾雅云蝒馬蜩郭璞注云蜩中最大者為馬蟬今夏中所鳴者比衆蟬最大陶又引詩鳴蜩嘒嘒云是形大而黑昔人所噉者又禮冠之飾附蟬者亦黑而大皆此類也然則爾雅所謂馬蜩詩人所謂鳴蜩月令禮家所謂蟬本草所謂蚱蟬其實一種蟬類雖衆而

為時用者獨此一種爾醫方所用蟬殼亦此蟬所蛻也又名枯蟬本生於土中云是蜣蜋所轉丸久而化成此蟲至夏便登木而蛻也【衍義曰】蚱蟬夏月身與聲皆大者是始終一般聲仍皆乘昏夜方出土中升高處背殼坼蟬出所以皆夜出者一以畏人二畏日炙乾其殼而不能蛻也至時寒則墜地小兒蓄之雖數日亦不須食古人以為飲風露信有之之蓋不糞而溺亦可見矣

【時】
【生】四月五月
【採】六月七月取

【用】
殼不蠹者佳

色 土黃
味 鹹甘
性 寒
氣 氣薄味厚陰中之陽
臭 腥
主 去風熱殺疳蟲
製 去土蒸熟用
治 療唐本注云除小兒癇絕不能言○蟬蛻主女人生子不出灰服之止

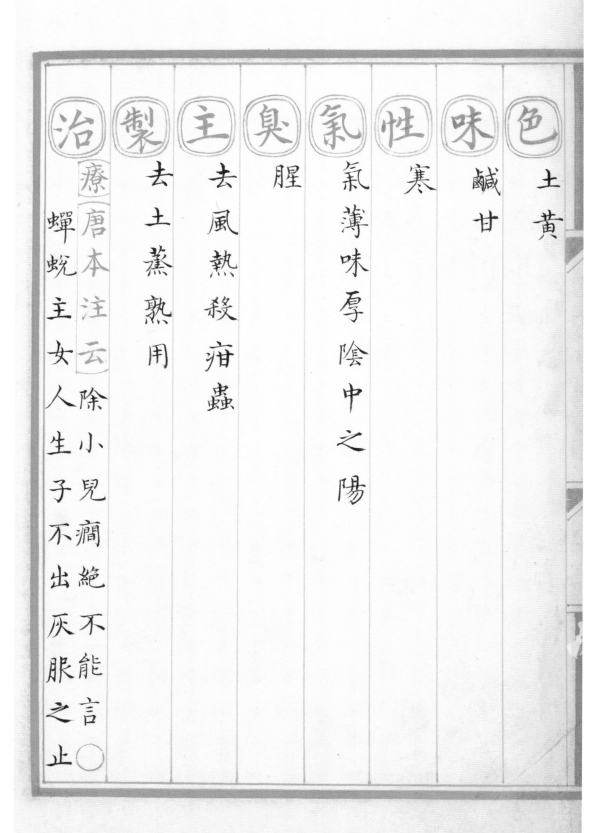

久痢【藥性論】云止小兒驚哭不絕殺疳蟲去壯熱并腸中幽幽作聲○蟬蛻療小兒渾身壯熱驚癎兼能止渴【衍義】曰蟬蛻治目昏瞖又水煎汁服治小兒出瘡瘮不快甚良

【合治】蟬殼微炒為末合溫酒不拘時服一錢療風頭眩○又合薄苛葉等分為末酒調一錢匕日三服療風氣客皮膚瘙癢

羽蟲

蟬花 無毒　化生

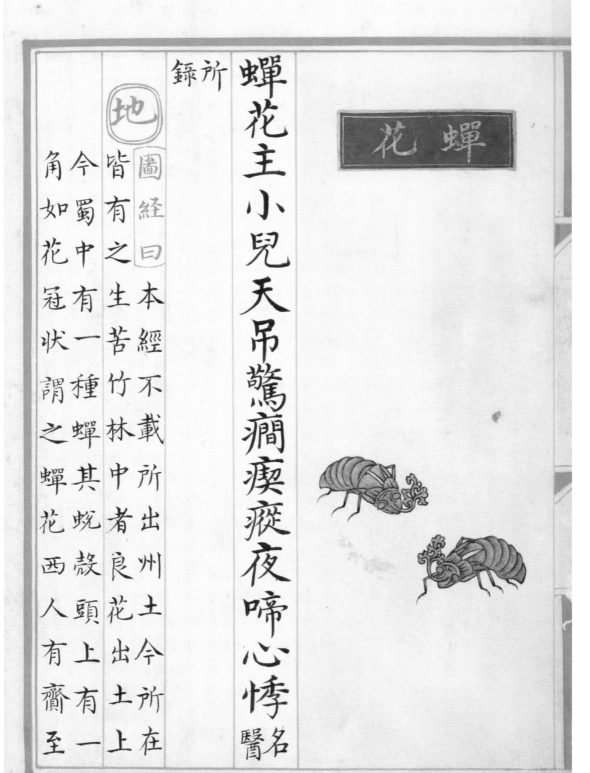

蟬花

蟬花主小兒天吊驚癇瘈瘲夜啼心悸名醫所錄

地 圖經曰本經不載所出州土今所在皆有之生苦竹林中者良花出土上今蜀中有一種蟬其蛻殼頭上有一角如花冠狀謂之蟬花西人有齎至

都下者入藥最奇〔衍義曰〕西川有蟬
花乃是蟬在殼中不出而化為花自
頂中出
者也

〔時〕
〔生〕五月
〔採〕七月取

〔收〕陰乾

〔用〕花白全者良

〔色〕黃白

〔味〕甘

〔性〕寒

氣之薄者陽中之陰

臭 腥

主 風癇驚悸

製 雷公云凡收得於屋下東角懸乾去甲土後用漿水煑一日至夜焙乾碾細用

䗪蟲

蠐螬 有毒

濕生

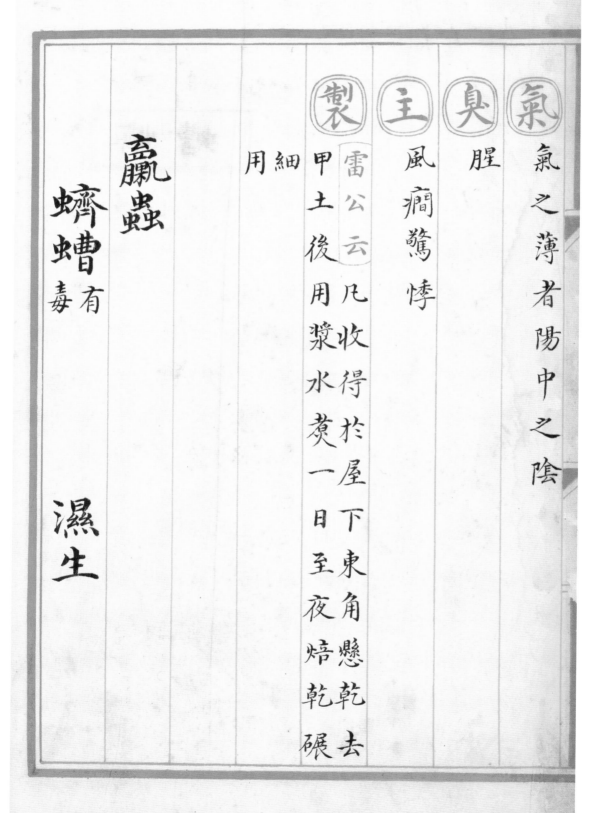

蠐螬

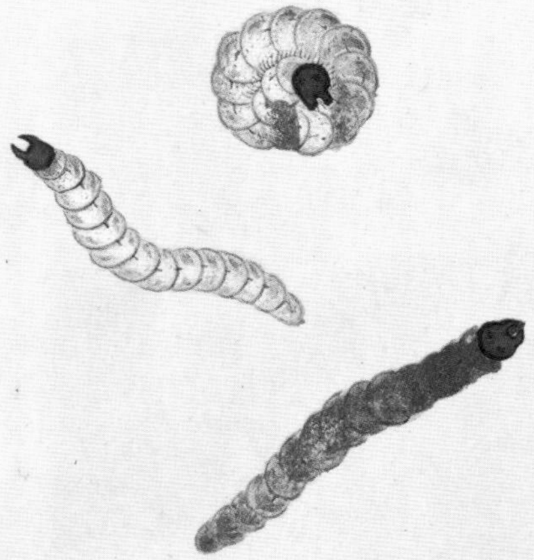

蠐螬出神農本経主惡血血瘀痺氣破折血在脇下堅滿痛月閉目中淫膚青瞖白膜以上朱字神農本経療吐血在胸腹不去及破骨踒折血結金瘡内塞産後中寒下乳汁以上黑字名醫

所錄

名 蟦扶文切蠐 蜰肥音齊 敦齊

地 圖經曰生河内平澤及人家積糞草中今處處有之大者有如足大指以背行反駃於脚用之以反行者良爾雅所謂蟦蠐螬郭璞云在糞土中者是也而諸朽木中蠹蟲形亦相似但潔白於糞土中者即爾雅所云蝤蠐蝎又云蝎蛣蝠又云蝎桑蟲郭云在木中雖通名蝎所在異者是此也蘇恭以謂入藥當用木中者乃與本經云生糞草中相戾矣有名未用中自有桑蠹條桑蠹即蛣蝠也與此主療殊別今醫家與蓐婦下乳藥用之乃

是掘糞土中者其効殊速乃知蘇說未可據也張仲景治雜病方大䗪蟲丸中用蠐螬以其主脇下堅滿也 陳藏器云 蠐螬居糞土中身短足長背有毛筋但從水入秋蛻為蟬飛空飲露能鳴高潔蝎在朽木中食木心穿如錐刀一名蠹身長足短口黑無毛節慢至春羽化為天牛兩角狀如水牛色黑背有白點上下緣木飛騰不遥二蟲出處既殊形質又別蘇乃混其狀總名蠐螬異乎蔡謨彭蜞幾為所誤蘇注乃千慮一失矣 衍義曰 此蟲諸腐木根下有之構木津甘故根下多有此蟲其木身未有完者亦有生於糞土中者雖肥大但腹中黑不若木中者雖瘦而稍白生研水絞汁

濾清飲下

嬭女蟹切乳也

時 生無時 採無時一云冬月取者佳

收 陰乾

用 反行者良

色 白

味 鹹

性 温一云微寒

氣 味厚於氣陰中之陽

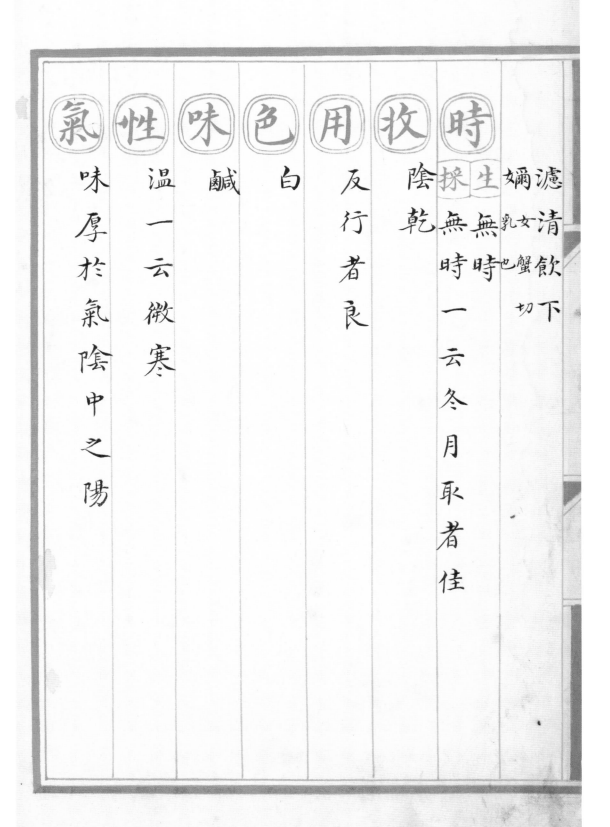

臭 腥

主 下乳汁傅惡瘡

助 蜚蠊爲之使

反 惡附子

製 雷公云凡使與糯米同炒待米燋黑爲度然後去米取之去口畔并身上肉毛及黑塵了作三四截碾成粉用之

治 療圖經曰除喉痺藥性論云取汁滴目中去瞖障主血止痛日華子云去目中瘀膜○桑柳木內者去風瘮陳藏器云汁塗赤白遊瘮○桑

蠹主心暴痛并金瘡別録云取末傅治丹走皮中浸淫名火丹瘡○又擣塗竹木刺在肉中不出及傅癰疽痔漏惡瘡効

合治

以青布覆目中取蠐螬在布上摩之治稻麥芒入眼最良

蠃蟲

烏賊魚

無毒附肉柔魚章擧石距

雷州烏賊魚

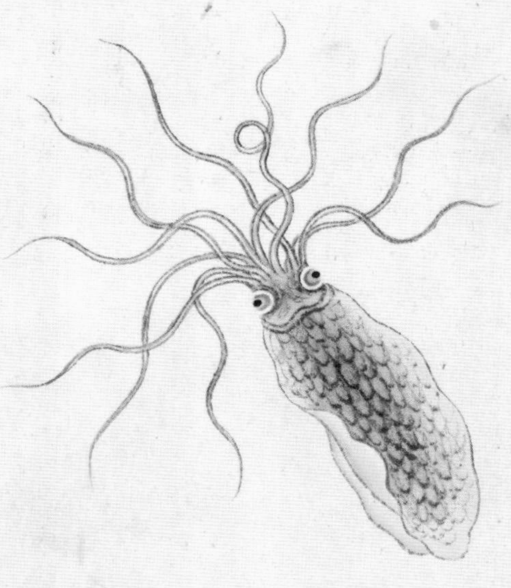

烏賊魚骨 出神農本經 主女子漏下赤白經汁血閉陰蝕腫痛寒熱癥瘕無子 以上朱字神農本經 驚氣入腹腹痛環臍陰中寒腫令人有子

又止瘡多膿汁不燥○肉味酸平主益氣

強志以上黑字名醫所録

（名）烏鰂　纜魚

（地）圖經曰生東海池澤今越州近海州郡皆有之云是鸔音剥烏所化其口脚猶存頗相似故名烏鰂能吸波噀墨以溷水所以自衛使水匿不能為人所害又云性嗜烏每暴水上有飛烏過謂其已死便啄其腹則卷取而食之以此得名言為烏之賊害也形若革囊口在腹下八足聚生口傍只一骨厚三四分似小舟輕虚而白又有兩鬚如帶可以自纜故別名纜魚南

越志云烏賊有矴遇風便虬前一鬚下矴而住矴亦纜之義也腹中血及膽如墨堪用書字作好墨亦用之世謂烏賊懷墨而知禮故俗謂是海若白事小吏其肉食之益人其無骨者名柔魚又有章舉石距二物與此相類而差大味更珍好食品所貴重然不入藥用故略焉

時 生無時 採無時

用 骨肉

色 白

味 鹹

性　微温輭

氣　氣厚於味陽中之陰

臭　腥

主　止精滑去目瞖

反　惡白歛白芨附子

製　雷公云　凡使要上文順渾用血鹵作水浸并煑一伏時了漉出於屋下掘一地坑坑可盛得前件烏賊骨多少先燒坑子去炭灰了盛藥一宿至明取出用其効倍多或炙黄去皮用之

治療

素問曰肉主女子血枯唐本注云去牛馬目中障瞖藥性論云骨止婦人漏血及耳聾日華子云肉能通経○骨療血崩殺蟲陳藏器云骨末飲之主小兒痢下及婦人血瘕殺小蟲孟詵云骨為末治眼中熱淚別録云骨為末傅丈夫陰頭瘡効

合治

骨為末合蜜點眼中去一切浮瞖○骨末一兩合龍腦少許點治傷寒熱毒攻眼生赤白瞖○骨合醋磨療癧瘍風及三年者先以布磨肉赤即傅之効○骨合雞子黄傅之喉及舌下療小兒重舌○腹中墨合醋磨服療血刺心痛

贗 沙魚骨爲僞

蠃蟲

白殭蠶 無毒 附蠶蛹

卵生

棣州白殭蠶

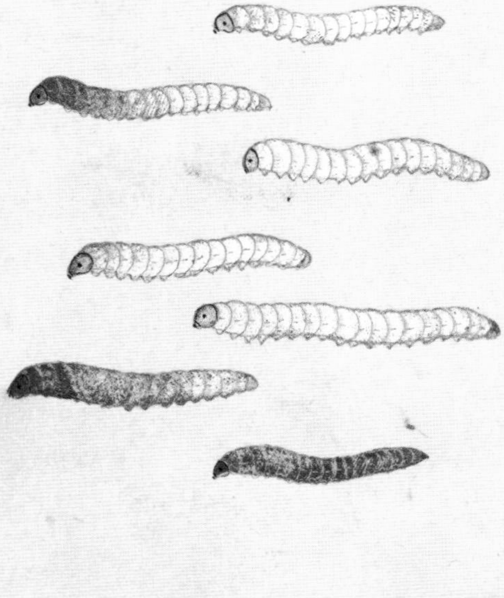

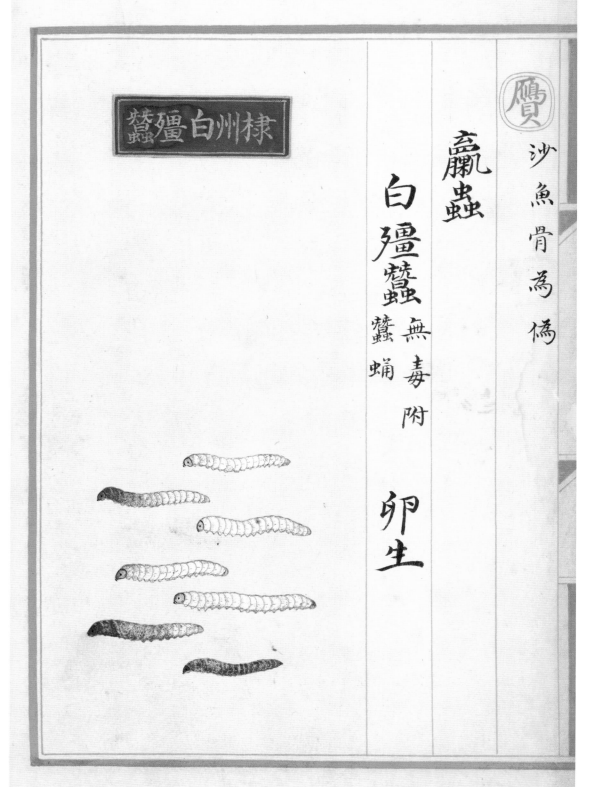

白殭蠶出神農本經主小兒驚癇夜啼去三蟲滅黑䵟令人面色好男子陰易音亦病以上朱字神農本經女子崩中赤白產後餘痛滅諸瘡瘢痕以上黑字名醫所録

地圖經曰生潁川平澤今所在養蠶處皆有之用自殭死白色而條直者為佳衍義曰然蠶有三番惟頭番殭者最佳大而無蛆也

時生三月採四月取

收暴乾

用 頭眠自殭者佳

色 白

味 鹹辛

性 平輭

氣 味厚氣薄陰中之陽

臭 腥

主 去諸風消丁腫

反 惡桑螵蛸桔梗茯苓茯神萆薢

【製】雷公曰凡使先用糯米泔浸一日待蠶桑涎出如蝸牛涎浮於水上然後漉出微火焙乾以布淨拭蠶上黃肉毛并黑口甲及絲單擣篩如粉用○

【治】療唐本注云為末封丁腫根當自出藥性論云除口噤發汗及婦人崩中下血不止日華子云療中風失音并一切風疾小兒客忤男子陰癢痛女子帶下○蠶蛹子食治風及勞瘦又研傅蠶瘑惡瘡別錄云白殭蠶為末水調服五分治瘰癧及治背瘡以鍼挑四畔水調傅之即拔出根○又炒黃為末傅一切金瘡

【合治】合衣中白魚鷹屎白等分治瘡滅瘢○為末合生薑自然汁調灌之療中

風急喉痺欲死者○合蠍稍等分天
雄尖附子尖共一錢微炮過為細末
每服一字或半錢以生薑溫水調下
治小兒驚風○合酒調兩錢服少頃
以脂麻茶一錢熱投之杭乳數十遍
下妳汁如泉○合天南星刮去皮等
分並生為末每服一字以生薑汁下
療喉閉如咽喉閉際即以小竹筒子
擘口灌之涎出後用大薑一塊畧炙
含之小可只傳唇上即瘥○一直者七
箇細研合薑汁一茶匙溫水調下治
風痰○研微炒黃為末合烏梅丸如桐
子大每服薑蜜湯下五丸療風痔忽
生痔頭腫痛又忽自消發歇不時者
○合慎火草擣塗野火丹從背上兩
脇起○炒黃拭去蠶上黃肉毛為末

合寠傳小兒口瘡通白者及風疳瘡
蝕透者◯合黑牽牛等分為末如渌
豆用之去黑䵒令人面
色好及浴小兒胎穢良
勿令中濕濕則有毒不可用

羽蟲

原蠶蛾雄者有小毒附蠶沙無毒化生

原蠶蛾

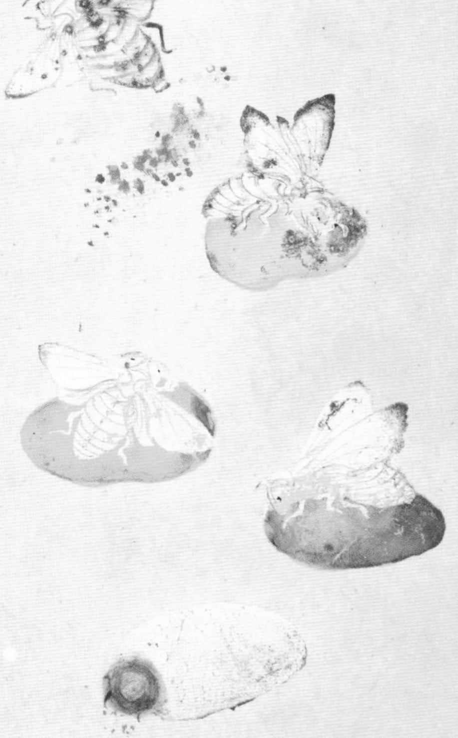

原蠶蛾主益精氣强陰道交接不倦亦止精

○屎温主腸鳴熱中消渴風痺癮瘮名醫

所録

名

晩蠶蛾　魏蠶　夏蠶　熱蠶

地 圖經曰本經舊不載所出州土今東南州郡養蠶處皆有之此乃第二番重養者即晚蠶蛾也有原復敏速之義北人不甚復養惡其損桑而周禮禁原蠶者鄭康成注云為其傷馬傷馬亦是一事耳淮南子曰原蠶一歲再登非不利也然王者之法禁之為其残桑也人既稀養市者亦多早蛾不可用也至於用蠶沙亦須晚而食桑者乃佳食柘者不堪也

時 生四月五月 採六月七月取

收 陰乾

用 蛾及屎

色 黃白
味 鹹
性 温輭
氣 氣厚於味陽中之陰
臭 腥
主 壯陽暖水臟止血療金瘡
製 炒去絲用
治 療日華子云蛾止泄精尿血及暴風
凍瘡湯火瘡滅瘡瘢入藥炒用 ○

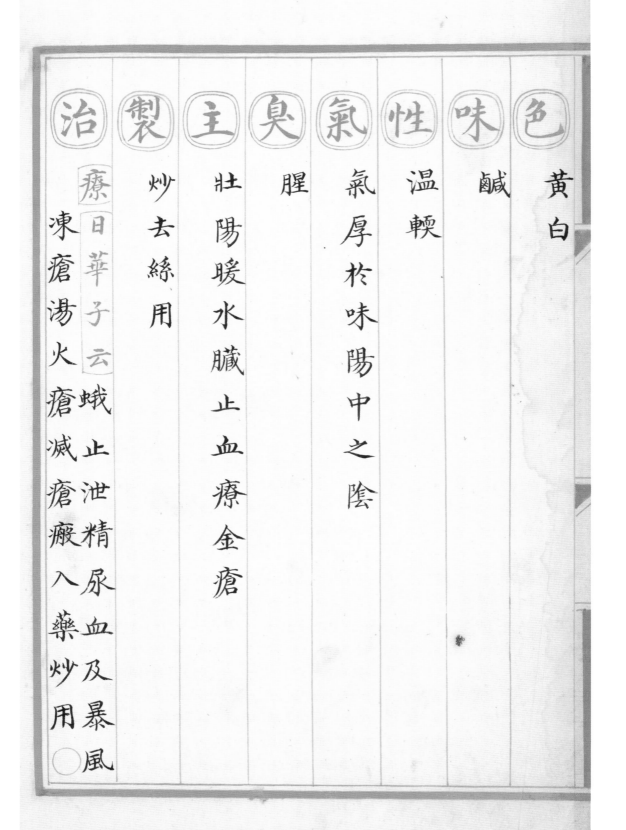

屎治風痺頑疾不仁腸鳴陳藏器云屎炒令熱以布袋盛熱熨之主偏風筋骨癱緩手足不隨及腰脚軟皮膚頑痺別録云屎一升水二斗煑取一斗二升去滓温熱得所洗治風瘙癮瘮遍身痒成瘡者尤宜避風又焙乾為末水服二錢治渴疾不過數服又取一枚井花水下日三服治婦人始覺妊娠轉女為男法

合治

蛾二枚炙黄研末合蜜塗口脣内治小兒撮口及發噤者

蠶退 無毒 附 蠶紙布

蠶退

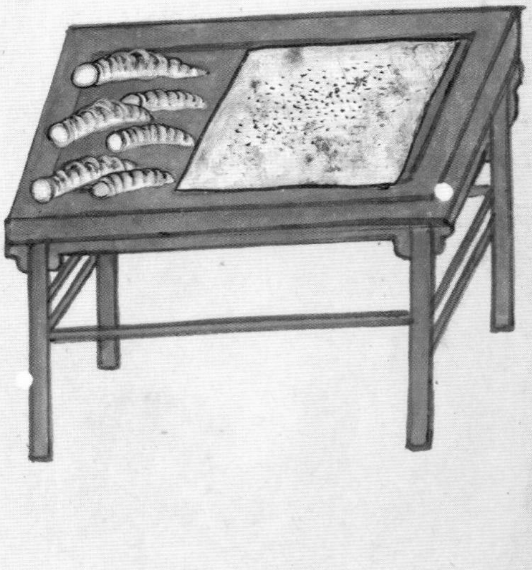

蠶退主血風病益婦人名醫所錄

【名】馬鳴退

【地】圖經曰今東南州郡養蠶處所在皆有之近世醫家多用蠶退紙而東方諸醫家用蠶欲老眠起所蛻皮雖二者之用各殊然東人所用者為正用

之當微炒和諸藥可作丸散服也〔衍〕

〔義曰〕此則眠起時所蛻皮也其蠶退紙謂之蠶連亦燒灰用之

【時】〔生〕三月〔採〕四月五月取

【用】皮以晚蠶眠而蛻者佳

【色】黑

【臭】腥

【主】消瘡止靨

【製】燒灰存性用

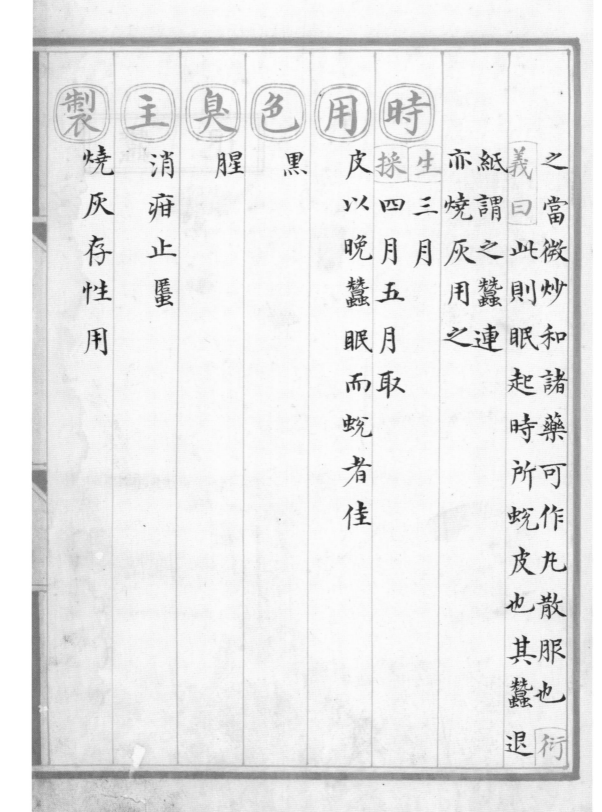

治療日華子云蠶布紙止吐血鼻洪腸風瀉血崩中帶下赤白痢衍義曰蠶退燒灰止婦人血露別録云蠶退紙燒灰存性揩牙宣牙癰并傳口瘡

合治蠶退紙燒灰爲末合蜜丸如雞頭子大含化嚥津治纏喉風喉痺牙宣牙癰及口瘡○合麝香少許傅小兒走馬疳○蠶紙燒灰合酒水任下療風癲狂發欲走或自高貴稱神或悲泣呻吟者瘥

甲蟲

緣桑螺 無毒

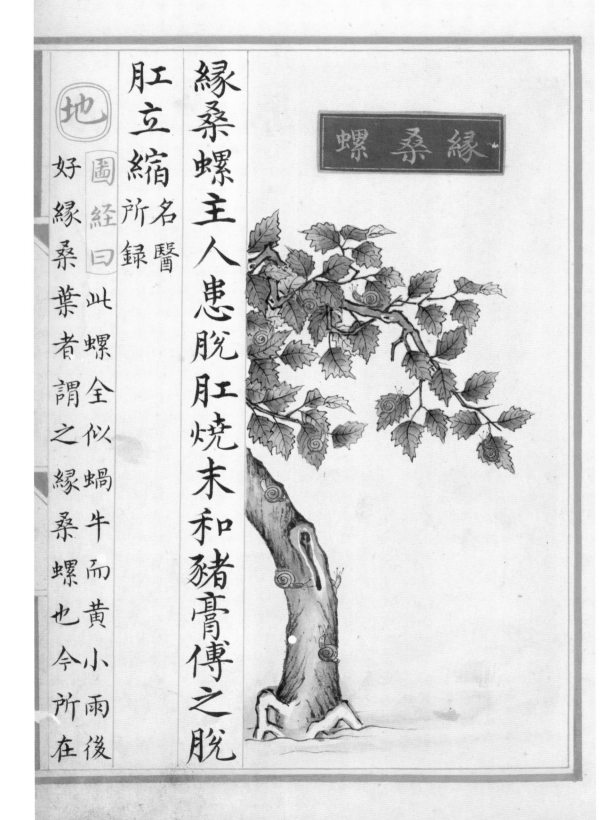

縁桑螺

縁桑螺主人患脱肛焼末和豬膏傅之脱肛立縮名醫所録

地 圖經曰此螺全似蝸牛而黄小雨後好縁桑葉者謂之縁桑螺也今所在

皆有

採之無時

收 陰乾

用 殼肉

質 類蝸牛而黃小

色 黃

臭 腥

製 燒爲末用之

鱗蟲

鰻鱺魚 有毒附鰌魚海鰻

鰻鱺魚

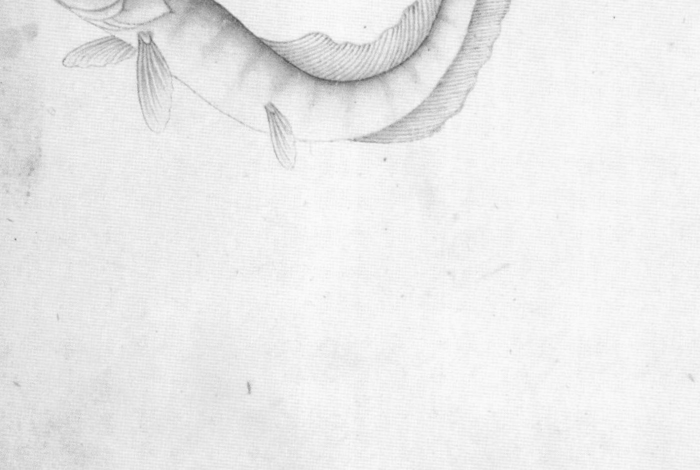

鰻音謾鱺音黎魚主五痔瘡瘻殺諸蟲名醫所錄

海鰻　慈鰻　猧狗魚

名

地

圖經曰本經不載所出州土今在處有之似鱓無鱗而腹大青白色善攻碕岸使輙頹阤除爾切小崩也近江河居人畏之此魚雖有毒䏻補五臓虚損燒之熏氊中及含屋免竹木生蛀蚛置其骨於衣箱中亦斷白魚諸蟲蝕歙州出一種頭似蝮蛇背有五色文其功最勝出海海中者名海鰻相類而大功用亦同海人謂之慈鰻又名猧狗魚又有䲡音秋亦相似而短常在泥中主狗及牛瘦取一二枚以竹筒從口及鼻生灌之立肥也

時　生無時　採無時
收　暴乾
用　肥大者佳
色　青白
味　甘
性　平寒
氣　氣之薄者陽中之陰
臭　腥

主 補虛勞殺蟲毒

製 去腸及涎煑食之

治 療 唐本注云 鰻鱺膏療耳中有蟲痛者 日華子云 海鰻治皮膚惡瘡疥疳䘌痔瘻○鰻魚殺傳尸疰氣惡瘡及治婦人產戶瘡蟲痒 孟詵云 治癧瘍風及婦人帶下百病并一切風常食甚驗 衍義曰 生割曬乾取少許於火上微炙油出塗白刺風以指擦即色轉凡五七次乃愈 別録云 淡炙熟令患人食三五度治諸蟲心痛多吐四肢不和冷氣上攻心腹滿悶并痏心痛者佳○以乾者空室燒之即化蚊蟲鼈蝨

為水矣○鰻鱺魚脂傅頸項及面
上白駁浸淫漸長有似癬無瘡者
先刮使燥痛後以傅
之不過三五度便愈

【補】日華子云鰻魚治勞補不足暖腰
膝起陽道

【合治】鰻魚合五味米煑空腹食之治腰腎
間濕風痺常如水洗者甚補益濕脚
氣人及久病羸瘵者亦可○以一條
治如食法切作片合椒鹽醬炙食之
治五痔瘻瘡○以二斤切作段子治
如食法合酒二盞入鹽醋少許煑食
之治骨蒸勞瘦及
腸風下血者瘥

【解】諸草石藥毒及殺蠱毒

甲蟲

鮀魚甲有毒附肉鼉甲

鮀魚

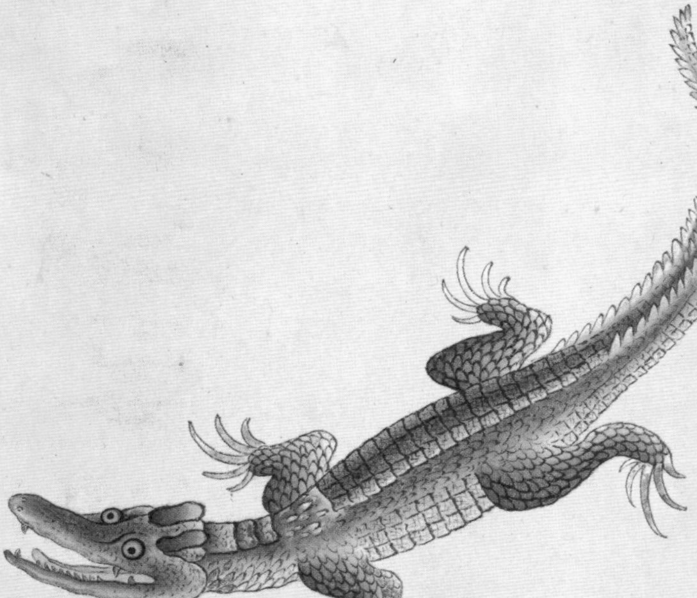

鮀音駝魚甲出神農本經主心腹癥瘕伏堅積聚
寒熱女子崩中下血五色小腹陰中相引
痛瘡疥死肌以上朱字神農本經五邪涕泣時驚腰
中重痛小兒氣癃眥潰○肉主少氣吸吸
足不立地以上黑字名醫所錄

地圖經曰生南海池澤今江湖極多即
鼉也形似守宮陵鯉輩而長一二丈
背尾俱有鱗甲善攻碕岸夜則鳴吼
舟人甚畏之其皮亦中冒鼓其最大
者為鼉江中或有闊一二丈者南人
亦捕而食之其肉有五色而白多如

雞肉卵大如雞鴨子一産一二百枚人亦掘取以鹽淹可食之陳藏器云鮀魚即鼉合作鼉字口内涎有毒長一丈者能吐氣成霧致雨力至猛能攻陷江岸性嗜睡恒目閉形如龍大者自嚙其尾極難死聲甚可畏人於穴中掘之百人掘亦須百人牽一人掘亦須一人牽不然終不可出此物靈强不可食其肉云是龍類宜去魚字可也

時 生無時
採無時

用 甲肉皮骨肝

色 青白

味 辛

性 微温散

氣 氣之厚者陽也

臭 腥

主 除帶下積聚祛百邪鬼魅

助 蜀漆為之使

反 畏狗膽芫花甘遂

製 生剥其甲火炙令黄用

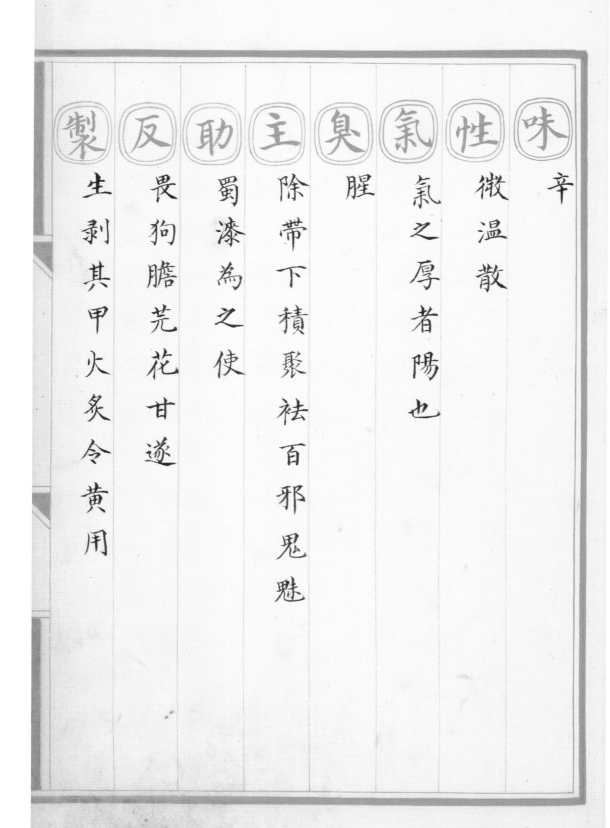

治

療

圖經曰鼉甲主五臟邪氣及婦人血熱藥性論云鼉甲治婦人帶下消腹內血積聚伏堅相引結痛日華子云鼉療齒疳䘌宣露及五臟邪氣并續人筋骨陳藏器云肉主濕氣邪氣諸蠱○膏摩風及惡瘡孟詵云鼉療驚恐及止小腹氣疼

補

陶隱居云肉益氣

皮骨燒灰研末合米飲服治腸風痔疾甚者

合治

合紅雞冠花末白礬灰末空腹服之○甲炙合酒浸治瘰癧殺蟲風瘻瘡風頑疥瘙○肝一具炙熟合蒜虀食之治五尸

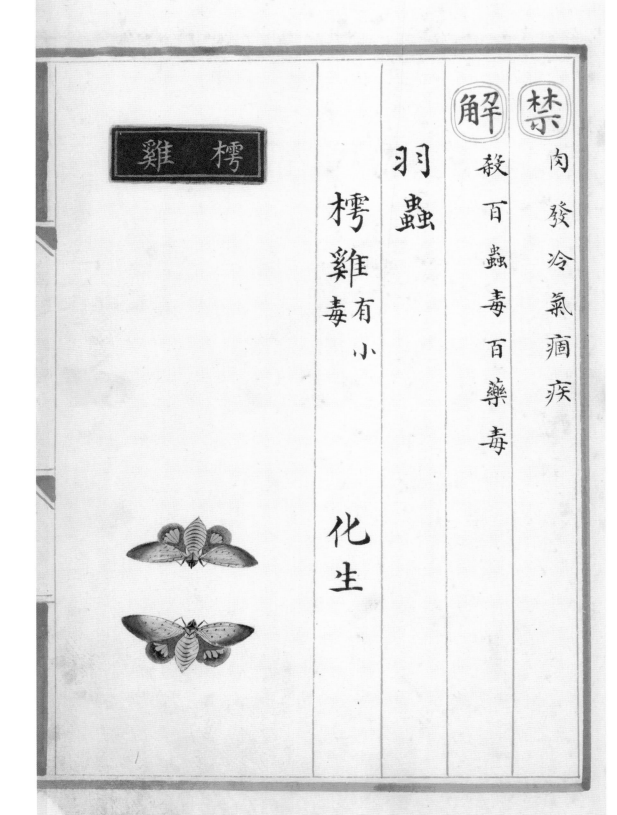

禁 肉發冷氣痼疾

解 殺百蟲毒百藥毒

羽蟲

樗雞 有小毒 化生

樗雞

紅娘子

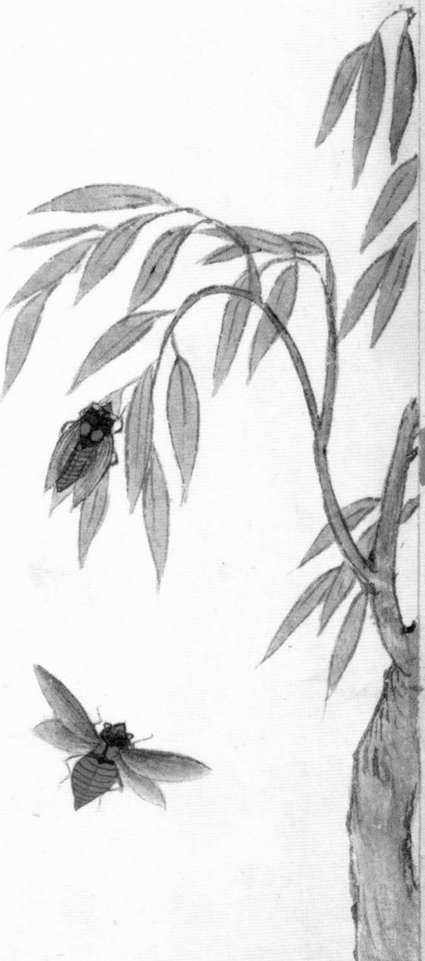

樗雞丑如切出神農本經主心腹邪氣陰痿益精強志生子好色補中輕身以上朱字神農本經又療腰痛下氣強陰多精不可近目以上黑字名醫所錄

名 酸雞 樗鳩 螒音翰

地

圖經曰生河内山谷樗木上今近都
皆有之形似寒螿而小爾雅云翰天
雞郭璞注云小蟲黑身赤頭一云莎
雞又曰樗雞李巡曰一名酸雞廣雅
謂之樗鳩蘇恭云五色具者為雄良
青黑質白斑者是雌不入藥用然今
所謂莎雞者亦生樗木上六月後出
飛而振羽索索作聲人或畜之樊中
但頭方腹大翅羽外青内紅而身不
黑頭不赤此殊不類蓋別一種而同
名也今在樗木上者人呼為紅娘子
頭翅皆赤乃如舊說然不名樗雞疑
即是此蓋古今之稱不同耳古方大
麝香丸用之近人少用故亦鮮別衍
義曰東西京界尤多形類蠶蛾但頭
足微黑翅兩重外一重灰色下一重

時 深紅五色皆具腹大岣即㵚雞也

生 無時
採 七月取

收 暴乾

色 青紅

味 苦

氣 味厚於氣陰中之陽

主 益精強志

製 去翅足火炙乾用

治療衍義曰行瘀血血閉

蠃蟲

蛞蝓無毒

蛞蝓

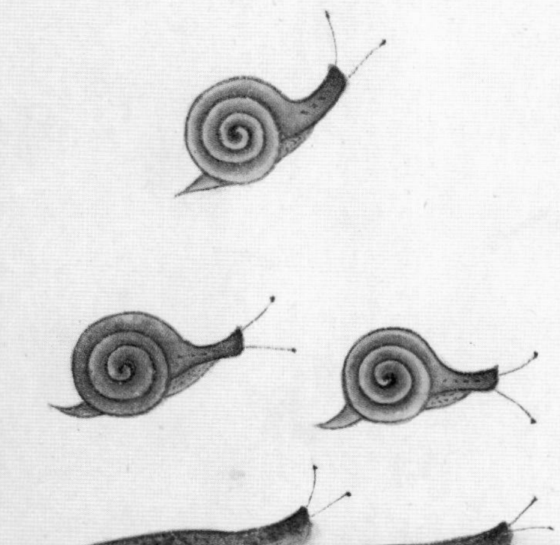

蛞音闊蝓音俞主賊風喎口乖切僻軼音益筋及脫

肛驚癇攣縮神農本經

名 陵蠡 土蝸 附蝸 蛞蝸

地 圖經曰生泰山池澤及陰地沙石垣下今處處有之本經蛞蝓一名附蝸蛞蝸無殼不應有蝸名或以其頭形相類猶似蝸牛故以名之或云都是一物有二名如雞腸蘩蔞之比按郭璞注爾雅蚹蠃力果切螔思移切蝓蝸牛也字書解蝓字亦云螔蝓蝸牛也如此一物明矣然今下濕處有一種大於蝸牛亦有角而無殼相傳云是蝸牛之老者若然本一物而久脫殼者為異耳衍義曰蛞蝓蝸牛為二物矣蛞蝓其身肉止一段蝸牛背上別有

肉以負殼而行顯然異矣若爲一物
經中焉得分爲二條也其治療亦大
同小異故知别類又謂蛞蝓是蝸牛
之老者甚無謂蛞蝓二角蝸牛四角
兼背負殼豈
得爲一物哉

時 生無時
採八月取

質 類蝸牛而無殼

色 青黑

味 鹹

性 寒輭

【氣】氣薄味厚陰也

【臭】腥

【主】諸風

【解】能辟蜈蚣蚰蜒若蜈蚣蚰蜒遇其涎圍之則不得出

甲蟲

蝸牛 無毒

濕生

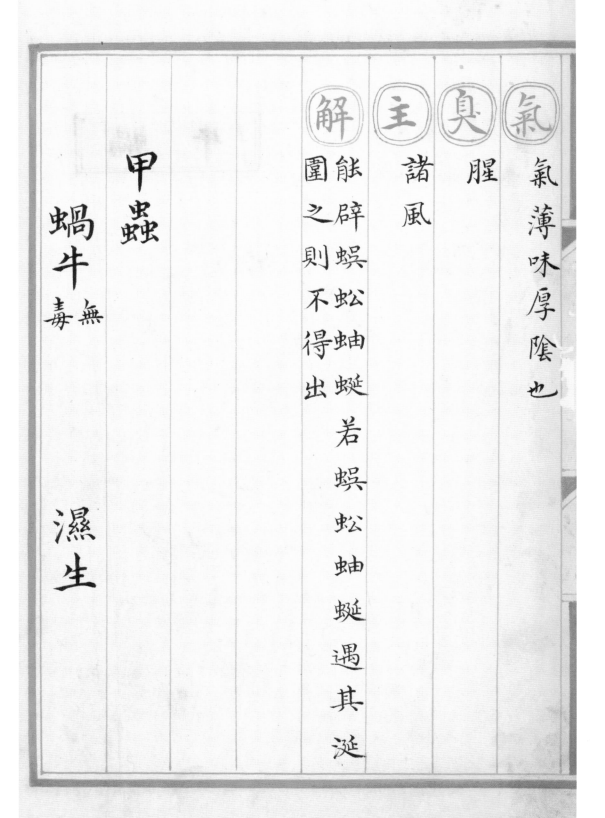

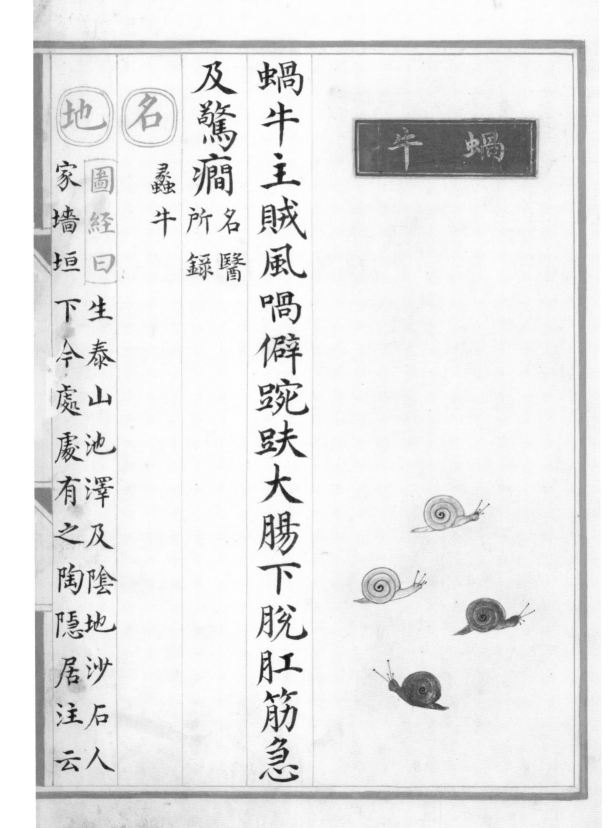

蝸牛

蝸牛主賊風喎僻踠跌大腸下脫肛筋急及驚癇名醫所錄

名 蠡牛

地 圖經曰生泰山池澤及陰地沙石人家墻垣下今處處有之陶隱居注云

蝸牛形似蛞蝓但背上負殼耳莊子所謂戰於蝸角是也久雨晴竹林池沼間多有出者其城墻陰處一種匾而小者無力不堪用蝸牛入嬰孺藥為最勝其殼亦堪用蜀本云形似小螺白色生池澤草樹間頭有四角行則出驚之則縮首尾俱能藏入殼中

時

生無時

採無時

用

形圓大者為勝

質

類蛞蝓而負殼

色

青白

味 鹹

性 寒軟

氣 氣薄味厚陰也

臭 腥

主 祛風熱消瘡腫

製 入藥炒用或擣取汁用

治 療圖經曰蝸牛涎主消渴別録云蝸牛殻二十枚燒灰細研每用揩齒療齒䘌有蟲○蝸牛取汁治蜈蚣咬痛不可忍滴入即瘥

合治

蝸牛一兩燒灰合豬脂和傅大腸久積虛冷每因大便脫肛不收○大蝸牛二百箇入小淨瓶中用新汲水一盞浸瓶中封繫自晚至明取蝸牛放其水如涎合真蛤粉不以多少旋調傅以雞翎掃治發背瘡日可十餘度其熱痛止瘡愈矣○蝸牛殼十枚洗去塵土令乾向酥蜜中甆盒盛之却用紙糊於飯甑內蒸之下饋即安之至飯熟取出細研漸漸喫一日食盡之治小兒一切疳疾

鱗蟲

石龍子 有小毒　卵生

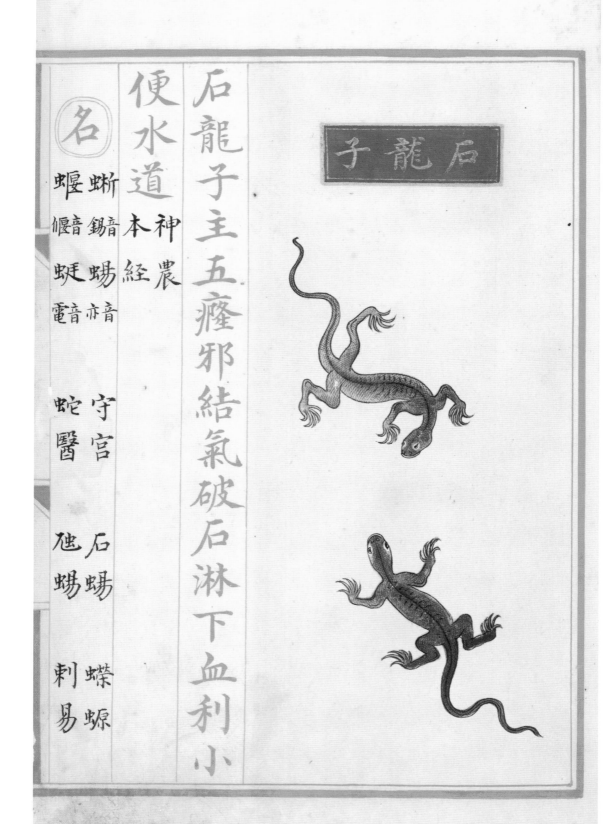

石龍子

石龍子主五癃邪結氣破石淋下血利小便水道神農本經

名 蜥(音錫)蜴(音亦) 守宮 石蜴 蠑螈 蝘(音偃)蜓(音電) 蛇醫 虒蜴 刺易

蠦音盧蠷音壘山龍子　易蜥

地

圖經曰生平陽川谷及荆山山石閒今處處有之爾雅云蠑螈蜥蜴蝘蜓守宮四者一物形狀相類而異名也字林云蠑螈蛇醫也說文云在草曰蜥蜴在壁曰蝘蜓秦晉西夏謂之守宮或謂之蠦蠷或謂刺易南陽人呼蝘蜓在澤中者謂之易蜥楚謂之蛇醫東方朔云非守宮即蜥蜴按此諸說蓋在草澤中者名蠑螈蜥蜴在壁者名蝘蜓守宮也漢武於午日取蜥蜴飼以丹砂其體盡赤次年此日擣之塗宮人臂如赤痣有犯則消故謂之守宮衍義曰大者長七八寸身有金碧色仁廟朝有一蜥蜴在右掖門

西瀳溝廟中是真蜥蜴也鄭狀元有詩昔有樵者於澗下行見一蜥蜴自石罅中出飲水訖而入良久凡百十次尚不已樵者疑之不免翻石視之有氷雹一二升樵人訝而去行方三五里大雨至風雹暴作今用祈雨經云治五癃破石淋利水道亦此義爾

時
生無時
採三月四月五月八月九月取

用
身有金碧色者

色
青

味
鹹

性 寒

氣 氣薄味厚陰也

臭 腥

主 破諸淋消結氣

反 惡硫黄斑猫蕪荑

製 去腹内物火炙乾研細或著石上令乾用

羽蟲

木䖟 有毒

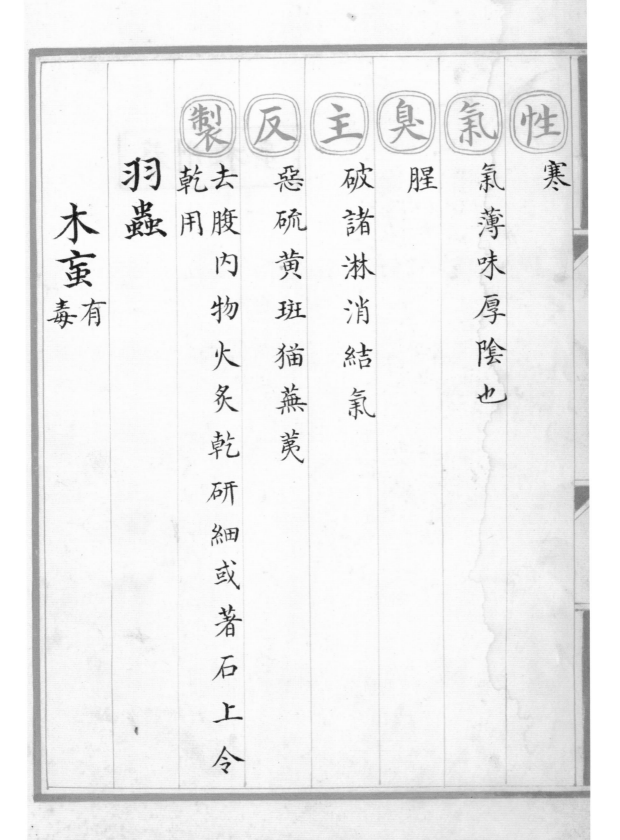

蔡州木䖟

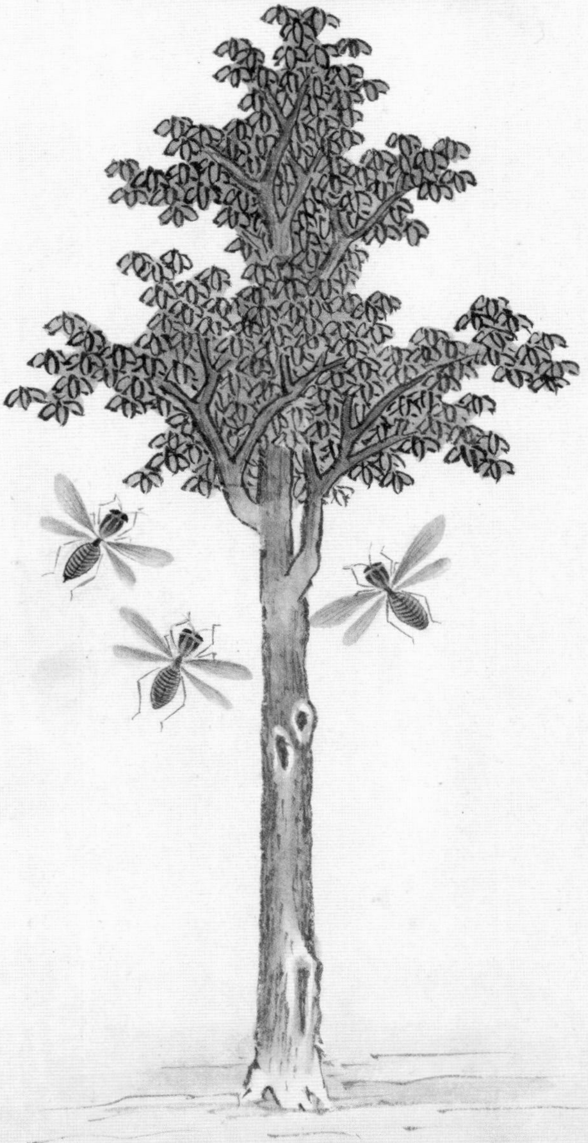

木䖟 音萌 主目赤痛眥傷淚出瘀血血閉寒熱酸𢡮 音西 無子 神農本經

名 魂常

地 生漢中川澤今處處有之而

圖經曰 襄漢近地尤多䖟有數種皆能啗牛馬血木䖟最大而綠色幾若蜩蟬蜚䖟狀若蜜蜂黃色醫方所用䖟蟲即此也又一種小蟲名鹿䖟大如蠅咂牛馬亦猛三種大抵同體俱能治血方家相承只用蜚䖟它不復用

陳藏器云 木䖟從木葉中出卷葉如子形圓著葉上破中初出如白蛆漸大羽化坼破便飛即能嚙物塞北亦有嶺南極多如古度花成蟻耳

時 生無時
採五月取

收 陰乾

質 類蟬而小

色 綠

味 苦

性 平洩

氣 味厚於氣陰中之陽

製 去翅足炒用

羽蟲

蜚蝱 有毒

蜚蝱

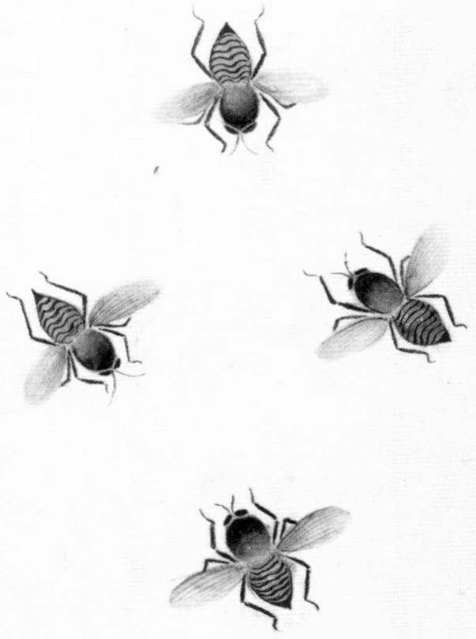

蜚蝱出神農本經主逐瘀血破下血積堅痞癥瘕寒熱通利血脉及九竅以上朱字神農本經女子月水不通積聚除賊血在胸腹五臟者及喉痺結塞以上黑字名醫所錄

【地】圖經曰生江夏川谷今處處有之而襄漢近北尤多狀如蜜蜂黄色醫方所用䖟蟲即此也本經以腹有血者良但得之即堪用然物性能破血何假充腹用耳衍義曰䖟蟲今人多用之大如蜜蜂腹凹匾微黄緑色者雄霸州順安軍沿塘濼界甚多以其惟食牛馬等血故治瘀血血閉也

【時】生無時 採五月取

【收】陰乾

【用】腹有血者良

【質】類蠅而大

色 黃綠

味 苦

性 微寒

氣 味厚於氣陰也

主 下血積通月經

反 惡麻黃

製 去翅足炒用

治 療 日華子云 破癥結消積膿

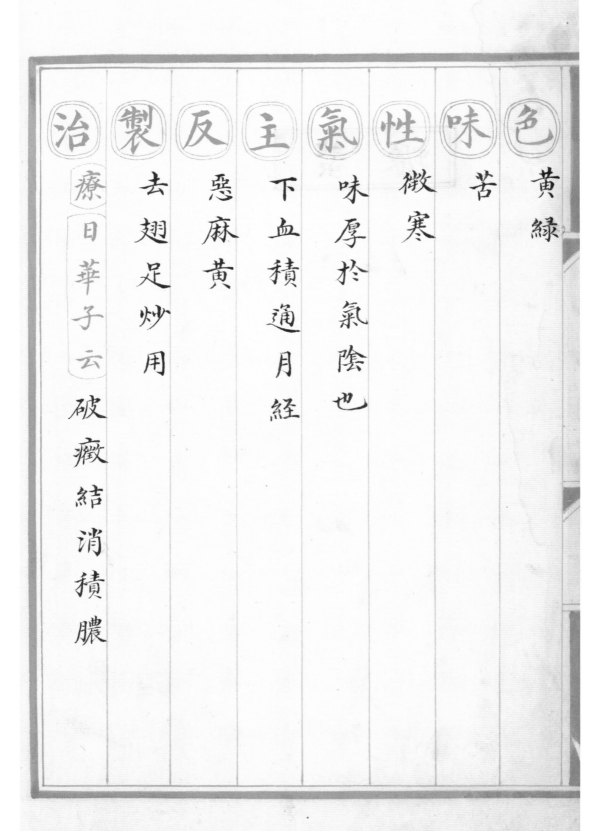

禁 妊娠不可服服之墮胎

羽蟲

蜚蠊 有毒

蜚蠊

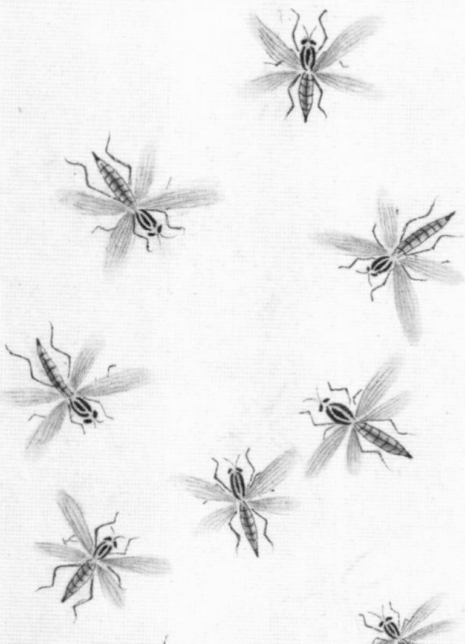

蜚蠊 出神農本經 主血瘀癥堅寒熱破積聚喉

咽痺內寒無子以上朱字神農本經通利血脉以上黑字

名醫所錄

名 石薑　負盤　滑蟲　蠦蜰音肥

地 圖經曰生晉陽川澤及金房等州山中今人家屋間亦有之此物多生林樹中百十為聚山人採而噉之謂之石薑爾雅云蜚蠦蜰即負盤臭蟲也陶隱居云形似蚔蟲而輕小能飛本在草中八九月知寒多逃入人家爾有兩三種以作廉薑氣者為真南人亦食之唐本注云形似蠶蛾腹下赤其味辛辣而臭漢中人食之言下氣即南人謂之滑蟲者是也

時　生 無時
　　採 立秋取
用　䗪蟲氣者為真
質　類亞蟲而輕小
味　鹹
性　寒
氣　味厚於氣陰也
臭　臭
主　通血脉破積聚

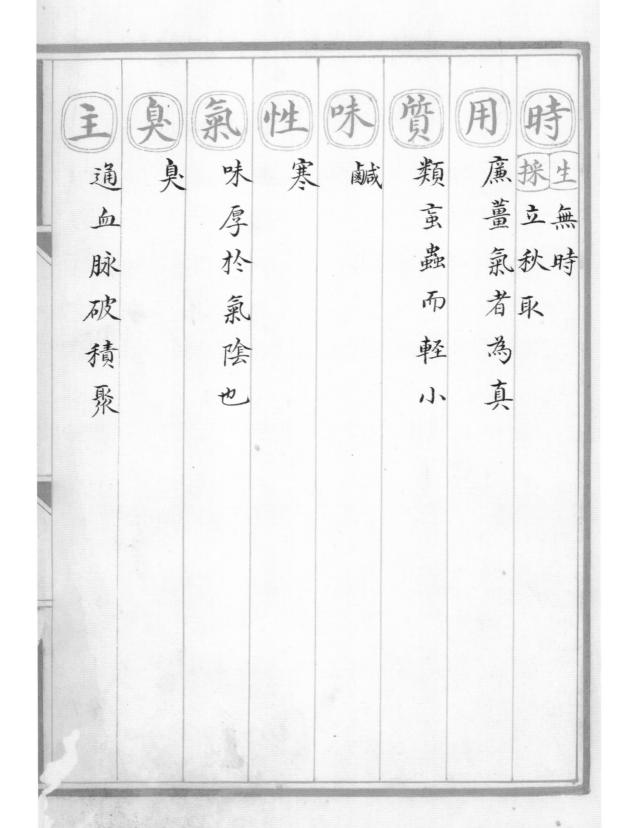